The Stone of Health

Ingomar W. Schwelz

The Stone of Health

Wie Sie mit dem zerriebenen Vulkanmineral
Zeolith-Klinoptilolith gesund stein-alt werden

Ingomar W. Schwelz

The Stone of Health

Wie Sie mit dem zerriebenen Vulkanmineral
Zeolith-Klinoptilolith gesund stein-alt werden

Ingomar W. Schwelz: The Stone of Health - Wie Sie mit dem zerriebenen Vulkanmineral Zeolith-Klinoptilolith gesund stein-alt werden

Umschlaggestaltung: Aranda / World Peace Project (worldpeaceproject.info)

Fotos: Depositphotos, Martin Ruepp

Lektorat: Marion Augustin

Autor: Ingomar W. Schwelz

© Herausgeber: time4change GmbH

Druck: Druckerei Theiss GmbH, 2015

2. Auflage

Alle Rechte vorbehalten
ISBN 978-3-200-04276-6

Hinweis: Die in diesem Buch enthaltenen Informationen werden nach besten Wissen und Gewissen wiedergegeben. Gleichwohl übernehmen weder der Autor noch der Verlag die Haftung für Schäden irgendwelcher Art, die direkt oder indirekt aus der Anwendung oder Verwendung der Angaben in diesem Buch entstehen. Die in dieser Schrift enthaltenen Informationen sollen im Fall eines medizinischen Problems keinen Ersatz für Therapie und Diagnose eines Arztes oder Heilpraktikers darstellen.

Inhalt

Einführung
Die Revolution in der Medizin

Wie Sie mit dem zerriebenen Vulkanmineral Zeolith-Klinoptilolith gesund stein-alt werden

In diesem Buch wollen wir ein Geheimnis lüften. Das Geheimnis, wie Sie es schaffen, kerngesund und vital steinalt zu werden. Ein Großteil der Bevölkerung in Europa, so hat die Weltgesundheitsorganisation (WHO) jetzt auch statistisch herausgefunden, will auch im hohen Alter jugendliche Frische versprühen, durchsetzungsstark und optimistisch sein.

Wir alle wollen in den Jungbrunnen steigen und eine gesunde Langlebigkeit genießen. 120 Jahre und älter werden ist das Ziel jedes vierten Europäers – und das mit der Energie, Kraft und Lebensfreude eines 40jährigen.

Das vorliegende Buch will zeigen, auf welch einfache, praktische und vor allem natürliche Art und Weise wir unsere verloren gegangene Lebenskraft und Gesundheit wieder erlangen und den Traum von der vitalen Jugendlichkeit wahr machen können.

Pharmaindustrie und Schulmedizin überschütten uns heutzutage mit Hinweisen und Marketingbotschaften zu diesem Thema. Medikamente, die Apparatemedizin, Chemo- und Strahlentherapien und immer raffiniertere Operationstechniken werden dabei als die großen Heilsbringer verkauft.

Doch auf dem Weg zu einer gesunden Langlebigkeit führt dieser Weg in eine Sackgasse - das stellt sich immer deutlicher heraus. Die Erkrankungsziffern sind aufgrund unserer industrialisierten und unnatürlichen Lebensweise nicht weniger geworden, sondern im Gegenteil - sie haben stark zugenommen.

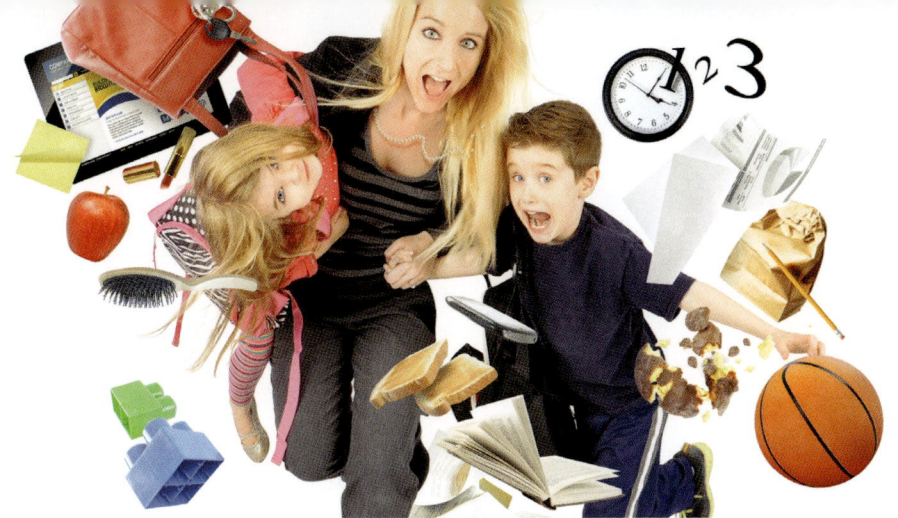

Hektik im Alltag nimmt zu

Heute liegt die erwartete Lebensspanne bei rund 80 Jahren, doch das Sterben beginnt im Schnitt bereits drei Jahrzehnte früher. So lange nämlich dauert beispielsweise in Deutschland die Krankengeschichte eines Menschen bis zu seinem Tod, wenn er sich erst einmal komplett der Schulmedizin und der Pharmaindustrie anvertraut hat.

Die Wahrheit ist, dass wir immer kranker werden - und das in immer jüngeren Jahren. Die Wahrheit ist auch, dass sich das Gesundheitssystem zu einem riesigen, extrem lukrativen Wirtschaftszweig aufgebläht hat, der nur weiter wachsen kann, wenn es immer mehr Kranke gibt. Das klingt verrückt und das ist es auch.

Der deutsche Dichter Eugen Roth brachte die absurde Philosophie unseres Gesundheitswesens schon vor einem halben Jahrhundert mit folgenden Worten auf den Punkt:

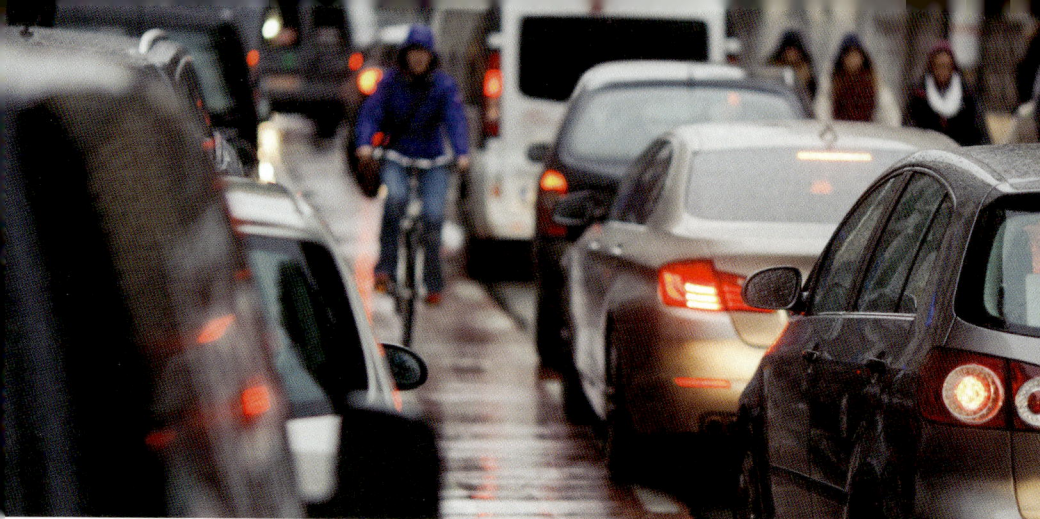

Leben auf der Überholspur

Was bringt den Arzt um sein Brot?
Erstens die Gesundheit und zweitens der Tod
Drum hält der Arzt auf dass er lebe
uns zwischen beiden in der Schwebe

Aus dem Gesundheits-System ist längst ein undurchschaubares, aber umso profitableres „Krankheits-Verwaltungs-System" geworden, das mit seinen Kosten von rund 400 Milliarden Euro pro Jahr in Deutschland von der Solidargemeinschaft kaum noch zu bezahlen ist. Eine Krebs-Diagnose kann dagegen die Pharmalobby zum Jubeln bringen - darf man doch in der Zeit von der Diagnose bis zum Ableben eines einzigen Krebs-Patienten auf Einnahmen in Höhe von durchschnittlich rund 300.000 Euro hoffen. Operationen, Chemo- und Strahlentherapien sowie Medikamente lassen die Kasse kräftig klingeln.

Das Heer der müden, depressiven, energielosen und verzweifelten Menschen, die auf der Suche nach Hilfe von Arzt zu Arzt laufen, wächst derweil rapide an. Die Schulmedizin kann die Folgen unserer ach so „zivilisierten" Lebensweise mit ihrer Symptombekämpfung in den seltensten Fällen heilen. Eine Linderung kann da schon als Erfolg verbucht werden. Auch wenn sie es nicht offen eingestehen mögen - immer mehr Schulmediziner sind oftmals ratlos und frustriert angesichts der vielen ausgebrannten und zum Teil hoffnungslosen Patienten.

Zivilisationskrankheiten wie Herzinfarkt, Schlaganfall, Krebs, Diabetes, Fettsucht, Bluthochdruck oder Arthrose explodieren. Chemische Keulen werden nach Schema F verschrieben, die Frage nach den Ursachen der Erkrankungen ist genauso wenig vorgesehen wie jene nach einer wirksamen Prävention. Das Motto „Vorbeugen ist besser als heilen" macht sich gut bei Festreden, in der Realität bleibt es eine Sprechblase.

Immer mehr Menschen in unseren Breiten zeigen zudem diffuse Krankheitsbilder: Rund 70 Prozent klagen über Verdauungsprobleme, mehr als die Hälfte leidet unter Dauer-Müdigkeit, Allergien nehmen rasant zu, jeder Fünfte hat Schlafstörungen, Infekte werden zu Dauerbegleitern im Alltag, genauso wie Asthma oder Stoffwechselprobleme.

Symptome wie Kopfschmerzen, chronische Bronchitis, Leistungsabfall oder Konzentrationsschwierigkeiten machen den Alltag oft zu einer Bürde. Und „Burn Out" ist längst zum modernen Schreckenswort einer Gesellschaft auf der Überholspur geworden.

Die wachsenden gesundheitlichen Herausforderungen kommen nicht von ungefähr, sie sind in erster Linie die Folge einer zerstörten Umwelt, von vergifteten Nahrungsmitteln und im geistigen Bereich auch von negativen, stressenden Gedankenmustern. Über die Atemluft, über industriell gefertigtes Essen, verseuchtes Wasser und die Haut nehmen wir tagtäglich so viel Giftstoffe auf wie noch nie zuvor in der Geschichte der Menschheit.

Was ist der Ausweg aus diesem Dilemma? Wie können wir uns vorbeugend gesund halten und wieder mehr Lebensenergie in den Körper bekommen? Da wir der täglichen Giftschwemme aus Umweltschadstoffen und der industriellen Nahrungsmittelproduktion kaum komplett entgehen können, müssen wir uns mit einer täglichen, natürlichen Entgiftung schützen – und das im körperlichen wie auch im geistigen Sinne.

Entgiften auf allen Ebenen ist heute zu einer Frage des Überlebens geworden!

Ein radikales Umdenken ist gefordert: Wir brauchen eine neue, individuelle Gesundheitskultur, um die programmierte Negativspirale in die Krankheit zu stoppen. Doch wie soll diese Gesundheitskultur aussehen? Und welche Mittel und Methoden stehen uns zur Verfügung, um unsere Lebenskraft zu stärken, sie länger aufrechtzuerhalten und letztendlich nicht an selbst verursachten Zivilisationskrankheiten vorzeitig zu sterben, sondern an Altersschwäche, lebenssatt und mit sich und der Welt in Frieden?

Natürlich bedarf es einer gesunden Lebensweise mit einer guten Ernährung mit genügend Vitaminen, regelmäßiger Bewegung und einer wirkungsvollen Entspannung mit positiven Gedanken und Emotionen.

Doch das allein reicht heutzutage nicht mehr aus: Die Zufuhr von potenten Mikromineralien ist angesichts einer schwer vergifteten Umwelt überlebensnotwenig geworden. Denn sie können die überbordeten Schadstoffe aus unserem Körper schnell ausleiten helfen, oxidativen und emotionalen Stress neutralisieren, den Mineralienhaushalt wieder harmonisieren und so für eine gesunde Langlebigkeit sorgen. Ohne Mineralien ist kein Lebensvorgang möglich.

Gibt es vielleicht doch diesen mystischen „Stein der Weisen", nach dem die Alchemisten und Naturheiler seit der Spätantike suchen? Gibt es womöglich diese Universalmedizin, die uns helfen kann, unsere Lebensspanne voller Energie bis zur Neige auszukosten?

Die Antwort lautet: Ja, diesen Stein gibt es. Vielleicht ist es nicht genau der, nach dem die Alchemisten gesucht haben, doch seine positiven Wirkungen machen ihn heute sicher zu einer Art „Stein der Gesundheit". Es ist das siliziumreiche Vulkanmineral Zeolith-Klinoptilolith, welches aufgrund einer neuen Vermahltechnik eine bisher nicht für möglich gehaltene Entgiftungskapazität zeigt.

Die verblüffenden Erfolge dieses zeitgemäßen und praktischen Lebenselixiers in der ärztlichen Praxis und bei klinischen Tests lassen den Schluss zu, dass der fein zerriebene „Stein der Gesundheit" in Zukunft viele teure Medikamente aus den Labors der Pharmaindustrie ersetzen und einen Paradigmenwechsel in unserem Gesundheitswesen einläuten kann.

Von der anstehenden Revolution in der Medizin soll dieses Buch berichten. Und es soll das Geheimnis lüften, wie wir alle gesund „stein"- alt werden können.

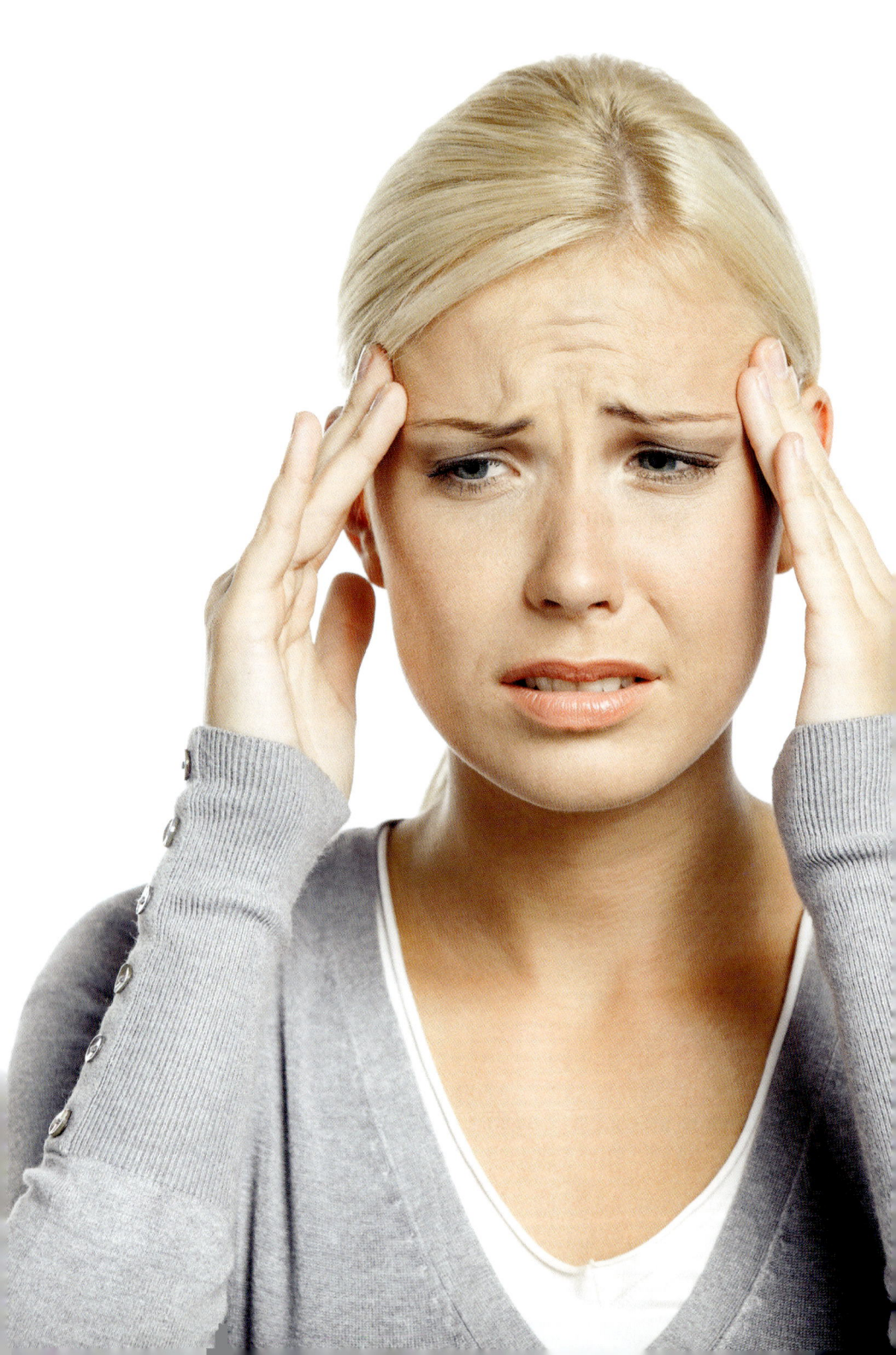

Der Ruf nach einer neuen Medizin

„Unsere Gesundheit braucht eine neue Medizin", sagt Dr. Ilse Triebnig. Eine natürliche Medizin sollte es sein, die Menschen nicht leiden lässt, sondern ihnen frische Energie, Lebensfreude und Vitalität zurückbringt. Eine Medizin, die es möglich machen sollte, die vom Schicksal gegebene Lebensspanne voll auskosten zu können.

Eine Medizin ohne die schädlichen Nebenwirkungen von chemischen Präparaten aus den Laboren der Pharmaindustrie, ohne den Menschen vergiftende Chemo- und Strahlentherapien und ihn verstümmelnde Operationen.

Einst hatte Dr. Triebnig ihren Traumberuf als Chirurgin mit Enthusiasmus ausgeübt. Als die engagierte österreichische Medizinerin nach Jahrzehnten für sich erkannte, dass Operationen nicht weniger kranke und leidende Menschen mit sich brachten, legte sie das Skalpell zur Seite. Sie begann alte, wirksame Heilverfahren in die Schulmedizin zu integrieren, die den Energiefluss im Körper erwiesenermaßen stärken. Wie immer mehr andere klassisch ausgebildete Mediziner auch, blickte sie nun über den Tellerrand der traditionellen Reparaturmedizin hinaus.

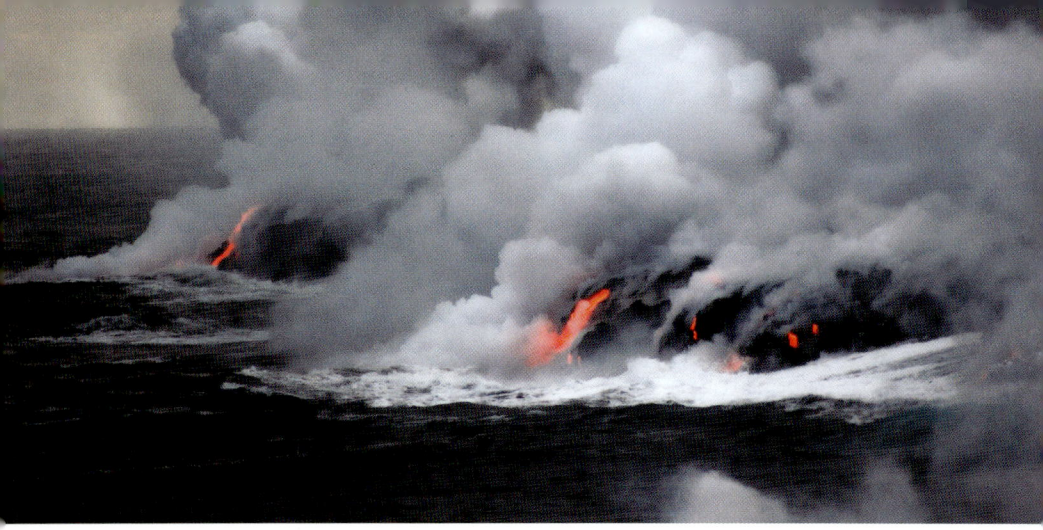

Ein Schritt der Respekt abnötigt, denn die Beeinflussung der „Götter in Weiß" durch die Pharmalobby ist enorm, und es steht durchaus auch die Reputation bei den Kollegen auf dem Spiel. Die Erkenntnis der Ärztin war: „Die Schulmedizin kann nur in sehr eingeschränktem Maße heilen. In vielen Fällen ist sie sogar schädlich". Heute gilt die Ärztin als mutige Vorreiterin einer ganzheitlichen Naturheilmedizin, die sich mehr mit der Gesundheit als mit der Reparatur von Krankheit beschäftigt.

Ich hatte die ausgewiesene Krebstherapeutin im Jahr 2011 kennen gelernt. Wir saßen gerade am Ufer des Wörthersees am südlichsten Zipfel Österreichs, als sie mir ganz unaufgeregt erzählte, dass sie in den letzten zehn Jahren aktiviertes, also extrem fein zerriebenes Lavagestein an über 2.000 Patienten als sanfte Naturheilmedizin erfolgreich angewendet habe.

Nicht nur die Effekte dieses Vulkanminerals mit dem Namen Zeolith-Klinoptilolith in der Gesundheitsvorsorge und als Verjüngungsmittel seien dabei verblüffend gewesen, betonte sie, sondern auch seine außergewöhnlich positiven Wirkungen bei explodierenden chronischen Zivilisationskrankheiten wie Arterienverkalkung, Diabetes oder Krebs.

Für die europäische Pionierin in der medizinischen Anwendung des Zeolith ist das mikronisierte Mineral ein einzigartig wirksames Energie- und Vitalisierungsmittel, ohne Nebenwirkungen oder die Gefahr einer Überdosierung.

Ein zerriebener Stein als Jungbrunnen und potentes Heilmittel? Erkaltete Lava als Kraftquelle für Energie und Gesundheit? Ich konnte die Erzählungen der erfahrenen Ärztin, welcher der Ruf vorauseilte, auch Schwerstkranken und als austherapiert geltenden Menschen helfen zu können, anfangs erst gar nicht glauben. Als Gesundheitsjournalist war meine Neugierde aber schließlich größer als meine Zweifel: Wochenlang studierte ich in der Folge die mir von der Medizinerin zur Verfügung gestellten Patientenberichte.

So las ich beispielsweise von einem Patienten, den die Schulmedizin zum Sterben entlassen hatte. Der Mann in mittleren Jahren litt an einem Tumor in der Leber. Die Chemotherapie hatte ihn vollständig ausgelaugt, seine Lebensfreude war dahin. Nachdem er das Zeolith-Pulver sechs Wochen lang genommen hatte, waren die Leberwerte wieder im Normbereich. Nach drei Monaten hörte sein Tumor auf zu wachsen. Die bösartige Geschwulst wurde vom umgebenden Gewebe abgekapselt und schrumpfte schließlich. Heute genießt der Mann wieder eine ausgezeichnete Lebensqualität.

„Der Tumor hörte auf zu wachsen"

Und da war die Geschichte einer 45jährigen Patientin mit einem Eierstockkarzinom. Während der Operation war es bei ihr zu einem Darmdurchbruch gekommen, Es folgten acht weitere Eingriffe - am Ende verblieben der Patientin nur noch 1,20 Meter Gesamtdarm. Die Frau litt so sehr unter massiven Durchfällen und täglich notwendigen sechsstündigen Infusionen, dass sie ihrer Ärztin eines Tages eröffnete, ihrem Leben ein Ende setzten zu wollen. Dr. Triebnig überredete sie zu einem letzten Behandlungsversuch mit dem Vulkangestein.

Der künstliche Darmausgang der Frau wurde operativ wieder verschlossen und sie erhielt eine hohe Dosis von zehn Gramm Zeolith am Tag. Nach drei Jahren konnte die Patientin wieder selbständig leben, ihren Haushalt versorgen und mit den vier bis fünf Stuhlgängen am Tag, statt der früheren 30, gut leben. Der Zeolith hatte ihren Stuhl wieder eingedickt und die aufgrund der vielen Narkosen entstandenen Giftstoffe wieder ausgeleitet.

Auch bei der Bekämpfung der Volksseuche Diabetes findet das Mineral inzwischen erfolgreich Anwendung. Dr. Triebnig berichtet vom Fall eines älteren Patienten, dessen Niere aufgrund einer Zuckererkrankung kaum noch Giftstoffe filtern konnte.

Im Patientenbericht las ich: "Der erschöpfte Mann schlief den ganzen Tag, konnte sich nicht mehr konzentrieren, war nahezu komatös. Dann standen Feiertage vor der Tür und die Angehörigen wollten ihren alten Herrn wenigsten noch ein paar Tage zuhause haben. Also gab ich ihm doppelt aktiviertes Zeolith-Pulver. Nach 48 Stunden bekam ich einen Anruf, der Mann sei morgens frisch und munter aufgestanden, habe normal gefrühstückt und sei danach im Garten spazieren gegangen, um seine Rosen zu inspizieren. Er habe nicht die geringsten Anzeichen von Müdigkeit gezeigt. Die bald danach durchgeführten Labortests zeigten ein auch für mich erstaunlich positives Ergebnis."

Wirksamer Schutz gegen Giftattacken

Die unzähligen Fallbeispiele faszinierten und elektrisierten mich gleichermaßen. Es gab kaum ein Krankheitsbild, wo das Vulkanmineral nicht seine positiven Wirkungen entfaltet hätte.

Am beeindruckendsten waren für mich die Fälle, in denen schwerkranke Tumor-Patienten auch stärkste Giftattacken vertrugen, wie sie Chemotherapeutika, Strahlentherapien und Antibiotika-Kuren darstellen. Und das ohne die üblichen, oft lebensbedrohlichen Nebenwirkungen wie Dauerdurchfälle, Erschöpfungszustände, schlimme Infektionen, Übelkeit und Erbrechen, sowie ohne dramatische Einschränkungen der Lebensqualität.

Die fantastischen Ergebnisse in der medizinischen Anwendung des aktivierten Lavagesteins lieferten für mich den schlagenden Beweis für dessen extrem stark entgiftende Wirkung. Ich war jetzt überzeugt davon, dass der Zeolith-Klinoptilolith auch schwerste chronische Erkrankungen verhindern und bereits bestehende Leiden bessern kann. Er besitzt für mich zweifellos die Fähigkeit, die Selbstheilungskräfte des Menschen in bisher nicht gekanntem Ausmaß zu stimulieren.

Das Wissen muss in die Welt

Mir war schnell klar: das Wissen über das so effektive Naturheilmittel musste in die Welt. Jeder sollte davon erfahren, wie man verloren geglaubte Lebenskraft im Körper mit einem hundert Prozent natürlichen Mittel wieder freisetzen und neue Energie, Vitalität und zudem noch gute Laune für den Alltag erlangen kann.

Ein Jahr später, im Sommer 2012, erschien das von Dr. Triebnig und mir verfasste Buch „Der Stein des Lebens" in dem viele positive Erfahrungsberichte mit dem Zeolith aus der ärztlichen Praxis zu lesen sind. Das Thema Entgiftung als Basis für eine nachhaltige Gesundheit scheint den Nerv der Zeit zu treffen. Zehntausende Bücher sind bei interessierten Menschen gelandet, das Buch ist in vier Sprachen aufgelegt und inzwischen in mehreren Auflagen erschienen.

Übernehmen Sie Verantwortung für Ihre Gesundheit

Das alles zeigt deutlich, dass die Menschen immer mehr bereit sind, Verantwortung für sich und ihre Gesundheit zu übernehmen. Die mündigen Bürger wollen nicht mehr alles ungeprüft schlucken, was ihnen Schulmediziner vorsetzen und suchen nach alternativen Angeboten. Immerhin geht es um ihre Gesundheit, um ihr Leben. Es hat sich herumgesprochen, dass Medikamente oft nichts anders als Flickschusterei mit durchaus gefährlichen Nebenwirkungen sind, die höchstens unangenehme Symptome unterdrücken, aber wenig mit echter Heilung zu tun haben.

Im vorliegenden Buch von mir über die wundersame Wiederentdeckung des Zeolith will ich zeigen, welchen entscheidenden Durchbruch das fein gemahlene Vulkanmineral im Gesundheitswesen wirklich darstellt. Sicherlich ist es kein mystisches Allheilmittel, das Krankheiten wie durch Zauberei verschwinden lässt. Aber die Vision, was mit ihm zu erreichen ist, ist atemberaubend.

Der natürliche Giftfilter trägt das Potential in sich, eine Revolution in der Medizin auszulösen. Er hilft zusammen mit einem ganzheitlich ausgerichteten Lebensstil, mit einer gesunden Ernährung, genügend Bewegung und einem Anti-Stress-Management ganz offensichtlich Gesunden gesund zu bleiben und Kranken gesund zu werden.

Viele Pharmaprodukte sind überflüssig

Zu Ende gedacht kann das mikronisierte Mineral, das uns vom Anfang der Menschheitsgeschichte an begleitet, die meisten chemischen Keulen der Pharmaindustrie auf Dauer überflüssig machen und die Kosten für die exorbitant gestiegenen Gesundheitsausgaben um ein Vielfaches senken. Eine grausige Vorstellung für die profitorientierte Pharmalobby mit ihrem stolzen Jahresumsatz von über einer Billion US-Dollar im Jahr 2014 weltweit, aber eine umso schönere Vorstellung für den großen Rest der Menschheit.

Eine Billion US-Dollar Umsatz pro Jahr

Wir alle brauchen uns nicht länger von starr am alten System hängenden und Pharma-hörigen „Göttern in Weiß" bevormunden und einschüchtern zu lassen. Sie sehen den Menschen meist nur als eine physiologische Maschine, bei der zwischendurch ein nicht mehr funktionierendes Teilchen einfach wieder ausgetauscht wird, und in der Folge alles wieder seinen gewohnten – ungesunden - Gang nimmt.

Keine Nebenwirkungen und Überdosierung

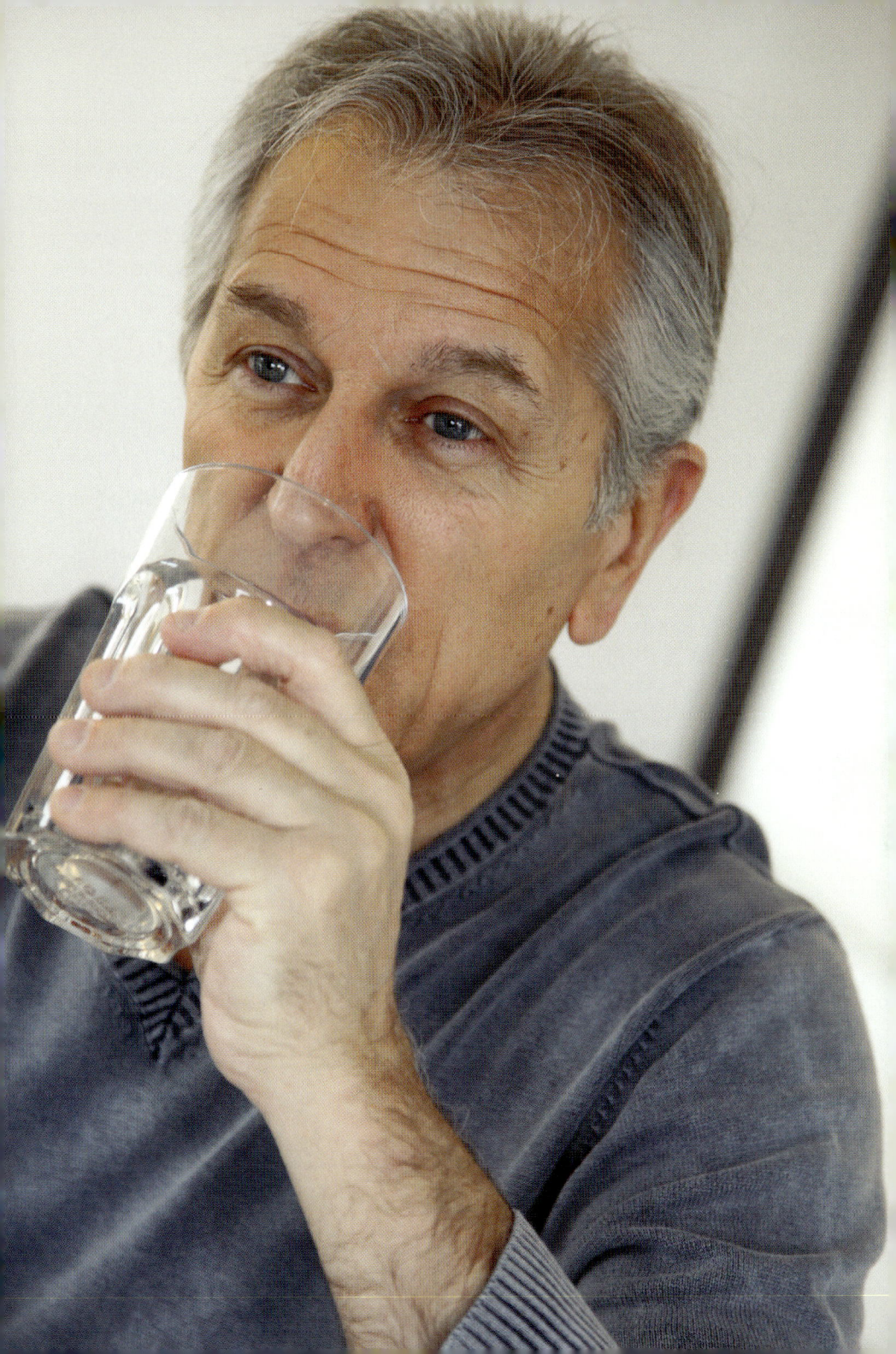

Der vermahlene Zeolith ist für mich ein Symbol für die dringend anstehenden Veränderungen in unserem festgefahrenen Gesundheitssystem, in dem Hightech-Apparate und chemische Substanzen dominieren. Im aktivierten und 100 Prozent natürlichen Lavagestein dagegen verbindet sich altes Heilwissen mit moderner Technik und dem Aufruf zu ganzheitlichem Heilen.

Und vor allem: Es ist ein effektives, praktisches, einfaches und zeitgemäßes Basistherapeutikum mit einer schier unglaublichen Fähigkeit, die jedem Menschen innewohnenden regulatorischen Kräfte - also den „Arzt in unserem Inneren" - zu mobilisieren... und das ohne Nebenwirkungen und die Gefahr einer Überdosierung.

Bereits die alten Ägypter verwendeten das im Zeolith so reichlich vorhandene Siliziumdioxid vor 5.000 Jahren für medizinische Zwecke. Und auch die Menschen der Antike und des Mittelalters benutzten Erden und Pflanzen, um daraus Heilmittel wie die heute noch bekannte essigsaure Tonerde und verschiedenste Kosmetikprodukte herzustellen.

Die alten Heiler aller Zeitepochen von Hippokrates, über Hildegard von Bingen bis Paracelsus nutzten die Fähigkeit des Siliziums, Schadstoffe aus dem Körper ausleiten zu können, bei ihrer therapeutischen Arbeit.

Diese Heilerden waren oft durch ein Qualitätssiegel in eine Form gebracht und waren in der Antike kostbarer als Gold. Diese „Terra sigillata" oder „Siegelerde" wurde als Arzneimittel gegen Vergiftungen aller Art eingesetzt, worunter man auch unheilbare Krankheiten wie Pest oder Pocken verstand.

Ohne Silizium kein Leben

Es war das in den Erden, in Lehm und Ton befindliche Silizium, das den gestörten Energiekreislauf der Kranken wieder in Bewegung setzte. Dieses Urmineral der Erde kann wie kein anderer Stoff, frische Lebensenergie im Körper verströmen.

Ohne dieses nach Sauerstoff am zweithäufigsten vorkommende Element der Erde könnten wir Menschen gar nicht leben und existieren. Ohne die Königin aller Mineralien, auf die der Mensch so sehr angewiesen ist, wäre keine Wachstum und keine Heilung möglich. So ergaben Untersuchungen, dass Menschen mit viel Silizium im Körper länger leben, als solche mit weniger Anteilen dieses Urminerals der Erdgeschichte.

Silizium gilt seit jeher als das älteste Heil-, Gesundheitsvorsorge- und Hautpflegemittel der Menschheit und als der „Dirigent der Regulation all unserer Lebensprozesse", wie der Berliner Physiologie-Professor und Zeolith-Experte Karl Hecht gern betont.

Zeolith wertvoller als Gold

Heute könnte man symbolisch die Bewertung der Siegelerde als „wertvoller als Gold" im übertragenen Sinn auf das stark siliziumhaltige Vulkanmineral Zeolith übertragenen. Mehr und mehr Heilkundigen gilt das Vulkanmineral aufgrund seiner überragenden Filter- und Entgiftungseigenschaften als potentestes Heil-, Schutz- und Stärkungsmittel überhaupt. Für mich entspricht der Zeolith in seiner Bedeutung heute jener, welche die „Siegelerde" in der Antike hatte.

Sein einzigartiges tetraederförmiges Kristallgitter mit einer Silizium-Aluminium-Oxid-Struktur bildete sich bereits am Anfang der Erdgeschichte heraus als unzählige Vulkane bei Eruptionen Asche und Magma ausstießen.

Die Asche und glühend heißes, flüssiges Magma landeten im Meer und formten dort mit dem zum Sieden gebrachten soligen Meerwasser das Super-Mineral. Sein Kunstname Zeolith leitet sich von den griechischen Wörtern zein (sieden) und litho (Gestein) ab. Der „Siedestein" ist ein mikroporöses Tuffgestein aus erkalteter Lava, das extrem hitzestabil ist und eine große Widerstandsfähigkeit gegenüber Säuren und ionisierender Strahlung besitzt.

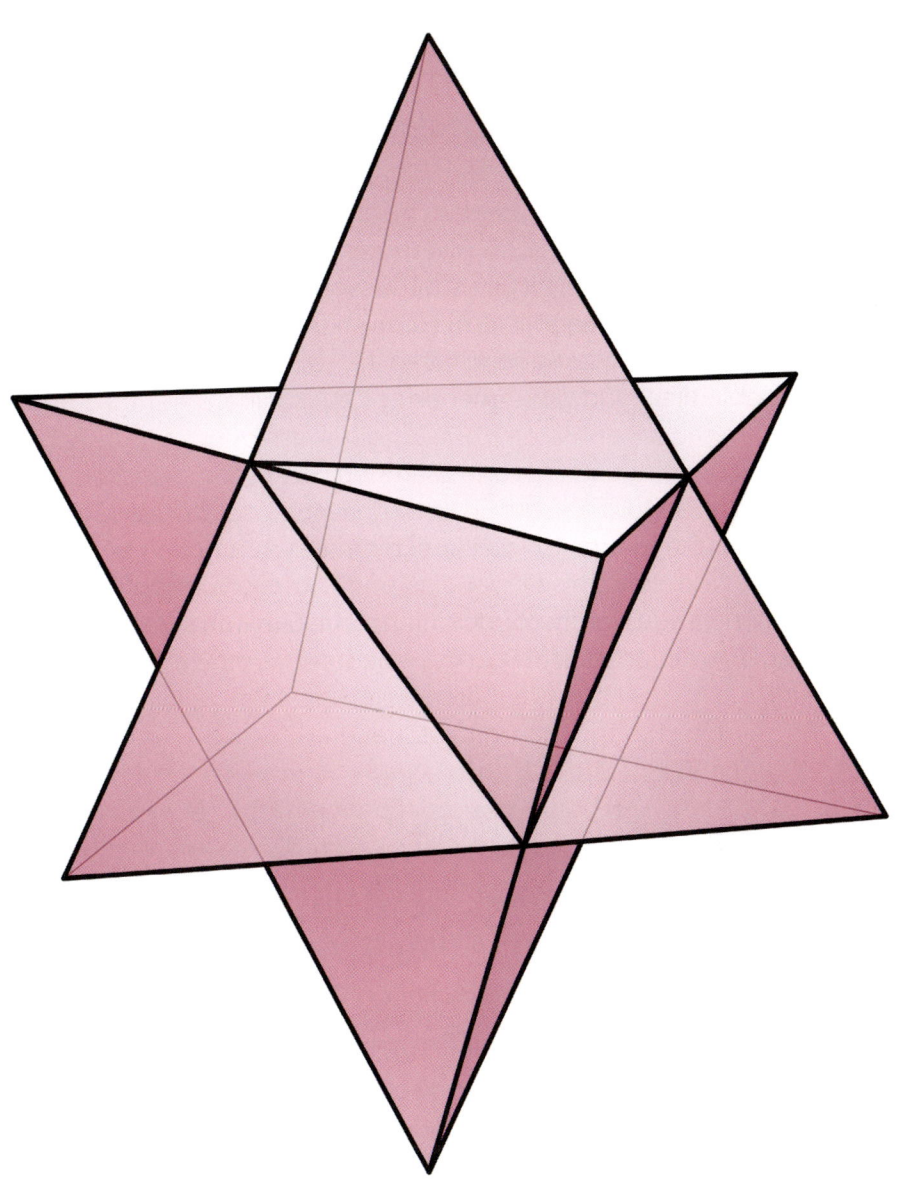

Tetraederförmige Strukturen im verriebenen Vulkanmineral

Kristallwasser im Gitternetz

Was das Gestein so besonders macht, sind seine unzähligen Hohlräume und Kanälchen, die eine Größenordnung von 0,4 Nanometer haben. Zur besseren Vorstellung: Ein Nanometer entspricht einem millionsten Millimeter. In dieser zerklüfteten faszinierenden Miniwelt ist Kristallwasser mit austauschbaren Ionen von Kalzium, Magnesium, Natrium und Kalium und mehr als zwei Dutzend anderen Mineralien aus der Urzeit gespeichert – hier pulsiert das Grundelement des Lebens.

Die im Stein eingeschlossene, stark mineralische Flüssigkeit reguliert und stabilisiert den Elektrolythaushalt der Körpersäfte. Die Kanäle und Verästelungen in seinem Inneren haben genau jene Größe, um beispielsweise belastende Ammoniumionen aus dem eigenen Stoffwechsel und gefährliche Schwermetallionen aus der Umwelt anzuziehen und zu neutralisieren.

Heilung aus dem Vulkan

Aufgrund der fantastischen Fähigkeit auch große Mengen von Körpergiften aufzusaugen und seiner außergewöhnlichen antioxidativen Eigenschaften, bringt das Lavagestein das körpereigene Abwehrsystem so richtig in Schwung.

Dass das Urmineral heute eine aufregende Renaissance erlebt und mehr und mehr auch in den Fokus der modernen Medizin rückt, ist einer in Russland und Kroatien entwickelten und in Österreich perfektionierten, revolutionären Vermahltechnik zu verdanken. Erst die spezielle Mikronisierung macht das Gesteinsmehl zum derzeit wirkungsvollsten Entgiftungs- und Entschlackungsmittel unserer Zeit. Es sorgt so für eine bislang nicht gekannte Reinigung des Körpers und Anregung des Immunsystems.

Feinmahlung setzt Urkraft der Natur frei

Wenn die Mahl-Maschinen zu arbeiten beginnen, scheint die Luft vor Energie zu vibrieren. Ventilatorschaufeln rotieren und sorgen für einen künstlichen Zyklon, der die eingebrachten, grob zerkleinerten Teilchen des Vulkanminerals Zeolith-Klinoptilolith enorm beschleunigen. Durch einen gesteuerten, steten Richtungswechsel kollidieren die Teilchen des Minerals in Überschallgeschwindigkeit mit bereits verarbeitetem Material.

Nach dem zentrifugalen Zermalmungs-Spektakel spuckt die Anlage in der Werkshalle am Stadtrand der österreichischen Stadt Villach schließlich ein superfein zerriebenes, mehlartiges Pulver von türkisgrüner Farbe aus.

Vordergründig ist es ein simples Gesteinsmehl, sieht man jedoch seine Auswirkungen auf den Menschen, ist es ein Stoff, der das Zeug dazu hat, die Welt zu verändern. Ich musste an den begeisterten Ausspruch einer Therapeutin denken, die kürzlich mit dem Pulver ihre Darmprobleme geheilt hatte: „Wenn du das Zeolith-Pulver schluckst, spürst du, wie Licht in deine Zellen fließt".

Altes Heilwissen - neue Technik

Durch die einzigartige Zerkleinerungstechnik wird die Urkraft der Natur im Millionen Jahre alten Lavagestein erstmals für den nach Heilung suchenden Menschen voll nutzbar gemacht. Die ohnehin schon beeindruckenden biophysikalischen Filtereigenschaften des Vulkanminerals verstärken sich um ein Vielfaches.

Der hohe Grad der „Aktivierung" sorgt dafür, dass sich seine Anziehungskraft für Schadstoffe extrem steigert.

So können die im Körper befindlichen Gifte in der perfekt ausgerichteten Hohlraumstruktur des Minerals besser gebunden werden als von unbehandeltem oder herkömmlich aktiviertem Zeolith, der eine viel geringere biologische Aktivität aufweist.

Bei der Mikronisierung der mineralischen Teilchen entsteht eine enorme Vergrößerung ihrer spezifischen Oberfläche und damit eine stark erhöhte elektrostatische Aktivität.

Die Oberfläche von drei Tennisplätzen

Am Ende haben die nun auch strukturell veränderten, kugelförmigen Zeolith-Teilchen nur noch eine Größe von durchschnittlich fünf Tausendstel Millimeter und eine aktive Oberfläche, die sich von ursprünglich 40 Quadratmetern pro Gramm auf beinahe unglaubliche 700 bis 1.000 Quadratmetern pro Gramm vergrößert hat. Das entspricht einer Fläche von rund drei Tennisplätzen.

Der Zeolith wirkt im Magen-Darm-Trakt wie ein Magnet, welcher positiv geladene Schwermetalle und Toxine in seiner

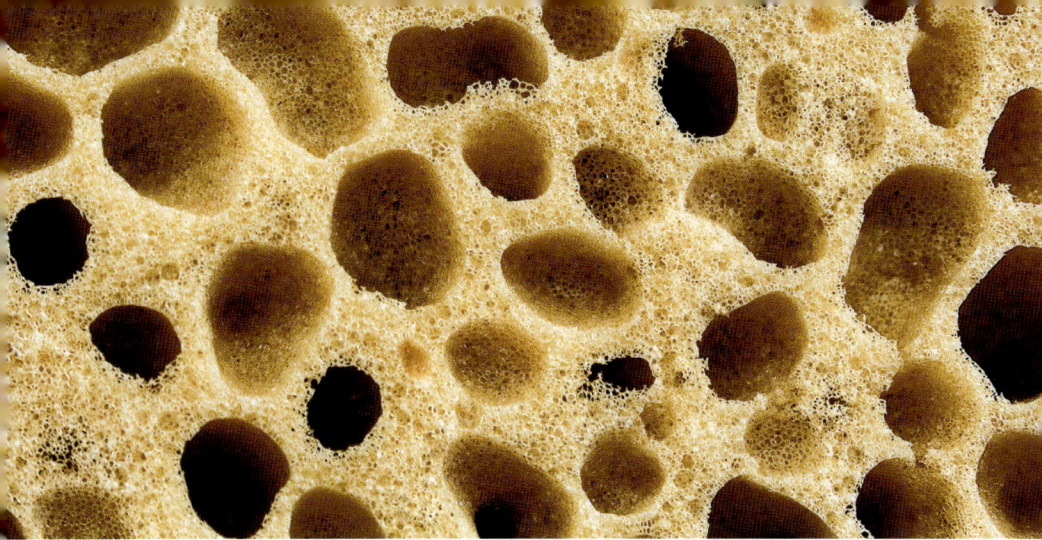

Zeolith saugt Giftstoffe auf wie ein Schwamm, ohne dass dieser quillt

Käfigstruktur einfängt. Er bindet Giftstoffe wie Quecksilber, Blei, Kadmium, Pestizide oder radioaktive Isotope und körpereigene Abfallprodukte an sich, noch bevor die Stoffe in den Blutkreislauf gelangen und Ausscheidungsorgane wie die Leber belasten und Vitalfunktionen stören können. Es funktioniert wie bei einem Schwamm, nur dass dieser bei Flüssigkeitsaufnahme nicht quillt. Die Schadstoffe werden im Zeolith-Gitter stramm verpackt und haben keine Möglichkeit, sich an anderer Stelle im Körper einzuquartieren.

„Energieräuber" werden ausquartiert

Innerhalb von 24 Stunden werden dann die „Energieräuber" unkompliziert und zu 100 Prozent über den Stuhl entfernt – und das auf rein physikalische Weise. Der Zeolith greift nicht in den Stoffwechsel ein. Mit anderen Worten: Das Gesteinspulver ist keine weitere, neue chemische Droge, die mit letztlich unvorhersehbaren Wirkungen den Stoffwechsel beeinflusst, sondern ein ebenso einfach wie raffiniert funktionierender Giftfilter.

Ich bin inzwischen überzeugt, dass die Entdeckung seiner einzigartigen Eigenschaften zu den größten wissenschaftlich-technischen Errungenschaften unserer Zeit zählt.

Ionenaustausch: Schlechtes raus, Gutes rein

Während der Zeolith auf seinem Weg durch unsere Eingeweide unterschiedlichste Umwelt- und Nahrungsmittelgifte magnetisch anzieht und in seine Hohlräume einschließt, gibt er im Gegenzug über 30 verschiedene Mineralien und Spurenelemente wie Natrium, Magnesium oder Kalium aus seiner Gitterstruktur an den Körper ab, welche unsere rund 100 Billionen Zellen für ihre Arbeit benötigen. Forscher gehen davon aus, dass in diesem Mineralien-Mix die meisten chemischen Elemente des periodischen Systems enthalten sind.

Das Geheimnis eines langen, gesunden Lebens

Im Endeffekt ist das Geheimnis eines langen, gesunden, vitalen Lebens nichts anderes als das stete Aufrechterhalten dieses ungestörten Ionenaustausches. Sein Ziel:

Perfekt ernährte Zellen und perfekt entsorgte Gifte!

Zeolith holt Schlechtes aus dem Körper heraus und bringt Gutes hinein.

Prävention als Lebensstil – Treiben Sie die Gifte aus!

Als der allseits beliebte Wasserpfarrer Sebastian Kneipp einmal gefragt wurde, was denn die wichtigsten Therapieverfahren seien, soll er geantwortet haben: „Erstens Entgiftung, zweitens Entgiftung und drittens Entgiftung".

Was vor rund 150 Jahren galt, gilt heute umso mehr. Nahrungsmittel- und Umweltgifte nehmen in unserer modernen und stressigen Welt stetig zu und verursachen unterschiedlichste Krankheiten sowie einen immer schnelleren Leistungsabfall beim Menschen.

Es vergeht kein Tag, an dem wir in den Zeitungen nicht Schlagzeilen wie diese lesen: „Quecksilber im Fisch", „Pestizide im Gemüse", „Hormone im Leitungswasser", „Dioxin in Eiern" oder „Aluminium im Deo". Inzwischen sind wir so abgestumpft, dass wir die wahre Bedeutung dieser Worte gar nicht mehr bewusst wahrnehmen oder wahrnehmen wollen. Wir haben uns an die tagtäglichen Horrormeldungen gewöhnt. Ein Lebensmittelskandal jagt inzwischen den nächsten, aber wir trinken weiter ungerührt mit Antibiotika- und Schmerzmittel-Rückständen belastete Kuhmilch und vertilgen riesige Fleischberge trotz der Gefahr, davon Krebs zu bekommen.

Zusammen mit den allgegenwärtigen Umweltgiften ergibt das in unseren Körpern einen kaum noch zu verdauenden Giftcocktail.

Schon lange wird der Fortschritt der Menschheit in Technik, Chemie und Medizin von diesem unsichtbaren Prozess der allmählichen Vergiftung unserer Umwelt begleitet. Mit der Nahrung, der Atmung, über die Haut, mit Trinkflüssigkeiten, Medikamenten und Kosmetika gelangen diese Schadstoffe rasch in den menschlichen Organismus.

Umweltgifte: Die eigentliche Ursache für Krankheit

Man kann die Augen nicht länger vor dieser Tatsache verschließen: Die schleichende Vergiftung aus der Umwelt und aus den eigenen Stoffwechselprozessen, und die damit einhergehende ständige Überforderung des Grundregulationssystems des Menschen, ist die eigentliche Ursache für viele chronisch degenerative Erkrankungen wie Krebs, Herzinfarkt oder Diabetes.

Wir gehen mit dieser Gefahr, die uns die Lebenskraft raubt und uns vorzeitig altern lässt, viel zu unbekümmert um. Die wirkliche Gefahr der künstlichen Produkte aus den multinationalen Chemielabors für unsere gesamte menschliche Existenz wird schlicht totgeschwiegen.

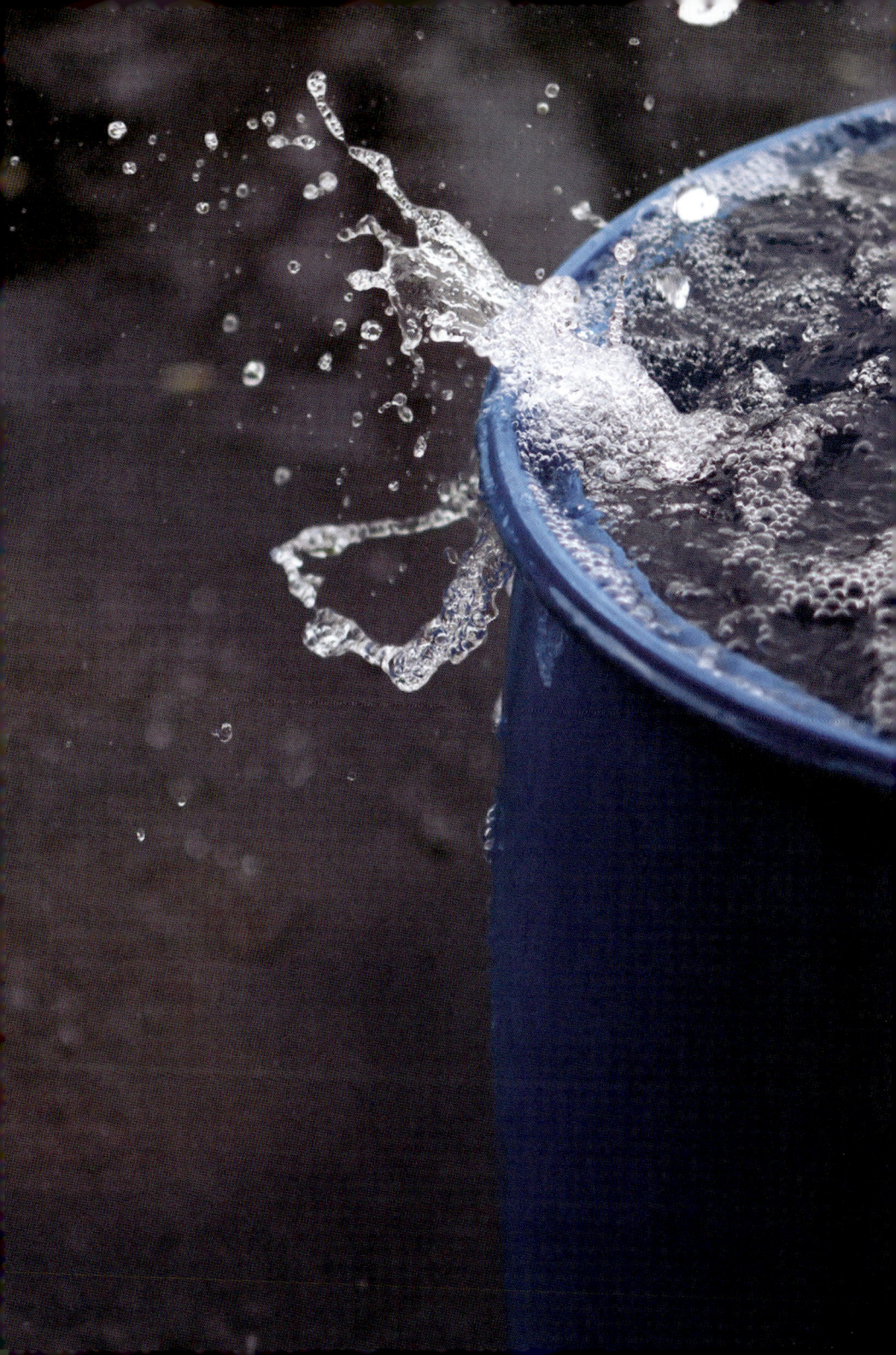

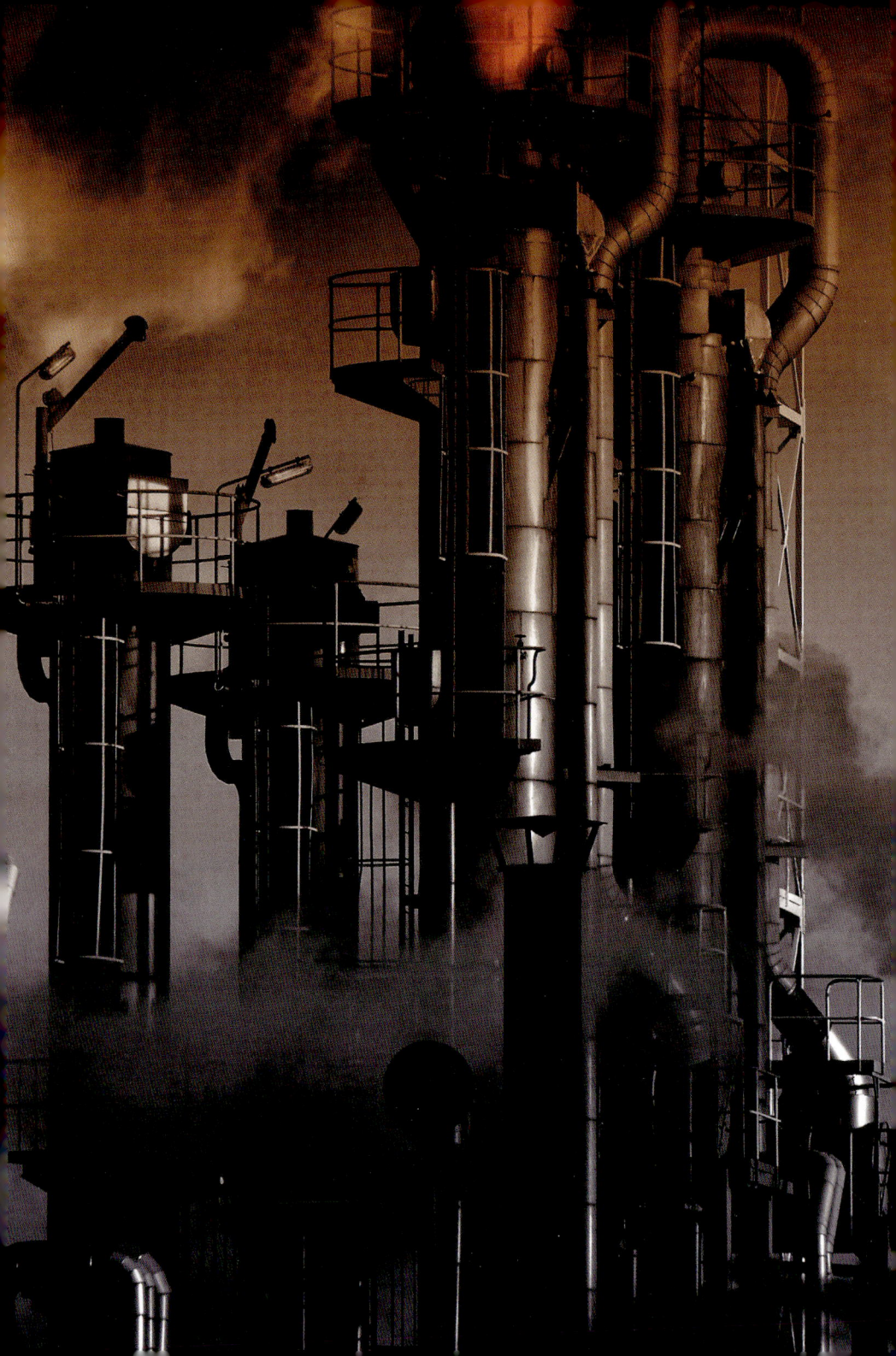

„Umweltverschmutzung ist immer auch Gesundheits-verschmutzung des Menschen", so bringt der Zeolith-Experte Nummer 1 in Europa, Professor Karl Hecht, die dräuende Gefahr auf den Punkt.

Die aktuellen Fakten zum Thema sind alarmierend: In Europa sind derzeit über 70.000 Chemikalien im Handel – und jedes Jahr kommen rund Tausend neue hinzu. 15.000 werden als direkt gesundheitsschädlich eingestuft. Vor allem die bedenklichen „Speichergifte" wie Quecksilber, Blei, Arsen, Kadmium, Chrom und Nickel sind in ihrer Langzeit- sowie in ihrer Kombinationswirkung mit anderen toxischen Substanzen kaum bis gar nicht erforscht.

Die Grenzwerte werden viel zu lasch gehandhabt und variieren ständig. Sie sind industriekonform und schützen uns maximal davor, nicht gleich vom täglichen, galligen Giftcocktail tot umzufallen.

200 Millionen Tonnen Schadstoffe

Eine 200 Millionen Tonnen schwere Giftlawine wälzt sich Jahr für Jahr über uns hinweg. Vor allem in den Ballungsgebieten unseres Planeten sind wir inzwischen dem Einfluss von gesundheitsgefährdenden Schadstoffen fast unentrinnbar ausgesetzt. So spucken die moderne Industrie und der Verkehr täglich etwa 13 Millionen Tonnen von schädlichen Abgasen und anderen Chemikalien in die Lufthülle der Erde. Im Schnitt bekommt also jeder Mensch eine Tagesdosis von zwei Kilogramm ab. Wir vergiften uns also 24 Stunden am Tag mit jedem Atemzug ein bisschen mehr.

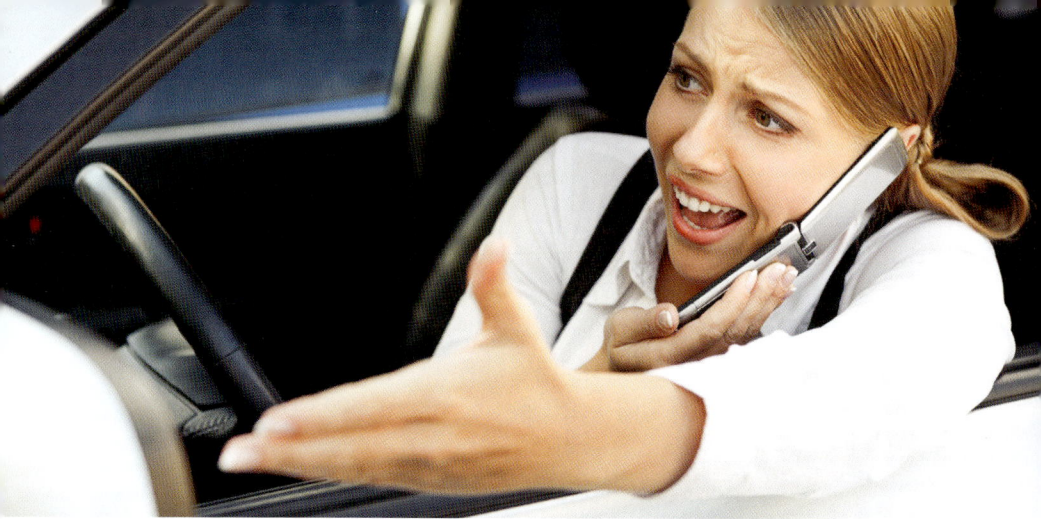

Elektrosmog macht kran[k

Dazu kommen noch andere schädigende Einflüsse wie Funknetze, ultraviolette Strahlung und Genussmittel wie Alkohol, Zucker und Tabak. Zeit- und Leistungsdruck, Stress und negative Gedankenmuster wie Ängste und Sorgen aller Art belasten den Organismus zusätzlich schwer.

Ob wir es hören wollen oder nicht: Wir sitzen längst auf einer laut tickenden Zeitbombe, die jederzeit hochgehen kann.

„2030 gibt es keinen normalen Menschen mehr"

Dass eine tagtägliche Entgiftung des Körpers inzwischen überlebensnotwenig ist, dafür öffnete mir der weltweit renommierteste Entgiftungsmediziner Dr. Dietrich Klinghardt in einem Gespräch erst so richtig die Augen. „Wenn wir unsere Umwelt und damit uns weiter so vergiften wie in den letzten Jahrzehnten", sagte der in den USA gleich zweimal zum Arzt des Jahres gewählte deutschstämmige Schul- und Komplementärmediziner ungerührt zu mir, „wird es im Jahr 2030 keinen normalen Menschen mehr geben."

Vererbte Umweltgifte verstärken sich

Klinghardt bezieht sich hier auf Studien, wonach sich negative gesundheitliche Effekte durch Schadstoffe oder Elektrosmog-Belastungen über Generationen hinweg in ihrer Wirkung verstärken. So ergaben die Untersuchungen der Universität Zürich an Ratten über vier Generationen hinweg, dass sich die Tiere von einer Generation zur nächsten immer depressiver und ängstlicher verhielten, auch wenn sie liebevoll aufgezogen wurden.

Auf den Menschen übertragen heißt das: Ist eine Frau während einer Schwangerschaft schädlichen Umweltstoffen ausgesetzt gewesen, wird das Kind oft depressiv und dessen Nachwuchs noch depressiver. „Heute befinden wir uns in der dritten Menschengeneration seit die chemische Industrie in den 60er Jahren zu explodieren begann," sagt Klinghardt, „und die schlimmen negativen Folgen sind Tag für Tag deutlicher zu sehen."

Unkrautvernichter „wahrscheinlich krebserregend"

Das Ausmaß der globalen Vergiftung wird derweil immer deutlicher. So wurde im Sommer 2015 beispielsweise das weltweit am meisten verwendete Unkrautvernichtungsmittel Glyphosat von der Weltgesundheitsorganisation (WHO) als „wahrscheinlich krebserregend" eingestuft. Fast alle von uns haben in den letzten Jahren irgendwann einmal direkten Kontakt mit dem umstrittenen Wirkstoff gehabt. Wird er doch in öffentlichen Parks, im Gartenbau oder auf Kinderspielplätzen großflächig versprüht.

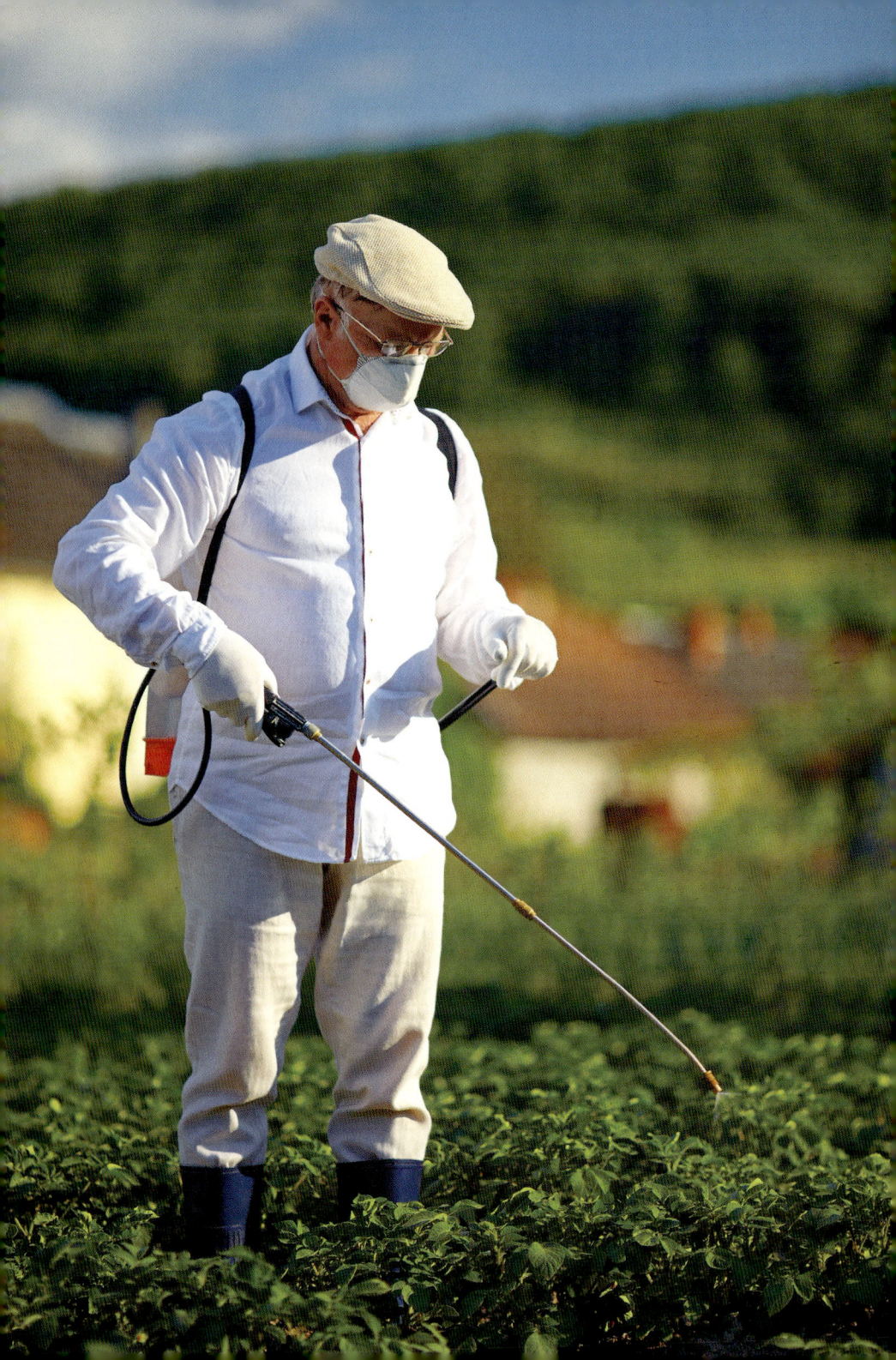

In Deutschland allein wurden im Jahr 2012 knapp 6.000 Tonnen von dem Mittel verkauft. Da Glyphosat hauptsächlich auch in der Landwirtschaft eingesetzt wird, kann es täglich über die Nahrung in unseren Körper gelangen. Das Pflanzenschutzmittel soll auch in Tee- und Kaffeesorten nachgewiesen worden sein.

Kritiker wie Entgiftungspapst Klinghardt hatten schon lange darauf hingewiesen, dass die chemische Substanz negative Auswirkungen auf das Gehirn, das Hormonsystem und die Darmfunktion haben könnte sowie ein erhöhtes Krebsrisiko mit sich bringe.

Unsere körpereigenen Entgiftungsorgane können im Normalfall die unumgänglichen Schadstoffe, die in unseren Körper gelangt sind, abpuffern und ausleiten, doch irgendwann sind die Mülldeponien voll und die Selbstregulation funktioniert nicht mehr.

WHO warnt vor Schwermetallen

Selbst die Weltgesundheitsorganisation (WHO) warnt inzwischen lautstark vor den gesundheitlichen Gefahren, die biologisch schwer abbaubare Schwermetalle mit sich bringen. Zu möglichen Erkrankungen würden Durchblutungsstörungen, Krebserkrankungen, Nervenleiden, Autoimmunerkrankungen sowie Schädigungen von Ungeborenen zählen.

Die Liste der fatalen Folgen geht noch weiter: Sie reicht von geistigem und körperlichem Leistungsabfall über nervöse Erschöpfung, Konzentrationsstörungen, Schlafprobleme, gesteigerte Infektanfälligkeit, Tagesmüdigkeit, Verdauungsstörungen, Juckreiz und Allergien bis hin zu Pilzerkrankungen, Kopfschmerzen, Leberschädigung und schweren Zivilisationskrankheiten wie Herzinfarkt, Schlaganfall, Diabetes, Rheuma oder Burn out.

Entgiftung kann unser Leben retten

Für Umweltvergiftungen typische Symptome werden von den meisten Ärzten fast immer mit anderen Krankheiten in Verbindung gebracht – so passt es besser in ihr Weltbild. Wie das funktioniert, erlebte ich Mitte der 90er Jahre als ich in Berlin als Journalist arbeitete. Ich fühlte mich erschöpft und ausgelaugt, mir fehlte jeglicher Antrieb und ich schleppte mich nur noch energielos in meine Redaktion.

Die Ärzte studierten mein Blutbild, Urin und Stuhl und schüttelten sorgenvoll ihre Häupter. Um meine erhöhten Blutfettwerte zu senken, sollte ich Cholesterinsenker nehmen, gegen den Berufsstress und mein „chronisches Müdigkeits-Syndrom" sollte ein Antidepressivum helfen und bei meinen Kopfschmerzen war Aspirin immer noch die erste Wahl. Für mich waren das zu einfache Antworten, denen ich nicht folgen wollte.

Ich beschloss keine Medikamente zu nehmen und machte stattdessen eine dreiwöchige Darmreinigungskur, auf der ein Ganzheitsmediziner herausfand, dass meine Beschwerden von einer schweren Quecksilbervergiftung durch Amalgam-Zahnfüllungen herrührten, die ich schon vor längerer Zeit hatte entfernen lassen.

Das war es also: Ich litt unter einer Umweltverschmutzungs-krankheit! Ich fastete, trank literweise stilles Wasser und nahm viele Mineralien zur Ausleitung der Toxine zu mir. In dieser Zeit begriff ich nach und nach wie wichtig es ist, täglich auf die konsequente Entgiftung des Körpers zu achten und schädliche Stoffe - soweit ich es beeinflussen konnte - gar nicht erst aufzunehmen.

Was ich damals noch nicht wusste: Wie hochgiftig Quecksilber wirklich war und welche Sonderrolle es in der Riege der Schwermetalle spielt. Das giftigste nicht-radioaktive Metall gelangt aus den Amalgam-Füllungen ins Gehirn und verbleibt dort mit einer Halbwertszeit von rund 20 (!) Jahren. Es akkumuliert andere Gifte im Körper und verhindert, dass der Organismus es selbst und andere Gifte ausleitet. Das Metall verstopft die Darmwandporen und erschwert so die Entgiftung aller über den Darm zu entgiftenden Schadstoffe.

So ist es letztendlich meist ein lebenslanger Prozess, das Quecksilber und andere Gifte loszuwerden!

Zeolith durchbricht Quecksilber-Blockade

Erst Jahre später konnte ich über den fein verriebenen Zeolith die Schwermetalle im Darm richtig entfernen und die vorher fast zum Erliegen gebrachte Körperentgiftung wieder ankurbeln. Der Darm signalisiert dabei der Leber: es kann entgiftet werden. Und die Leber gibt die gute Meldung an die Zellen weiter. Der natürliche Entgiftungs-Prozess kommt wieder in Gang, die jahrelange Blockierung ist durchbrochen.

Das Entgiften des Darms ist also der wichtigste Schritt auf dem Weg zu wahrer Gesundheit.

Seit jener Zeit nehme ich jeden Tag zwischen fünf und zehn Gramm vulkanisches Gesteinsmehl zu mir. Mir war bewusst geworden: Die tägliche körperliche Entgiftung ist im Kampf gegen die von unserer modernen Lebensweise verursachten Krankheiten alles andere als ein Luxus, sondern eine absolute Notwendigkeit für ein gesundes Leben.

Entgiften ist heute von einer lange von der Schulmedizin belächelten, „altbackenen" und „unnötigen" Therapie zum zentralen Gesundheitsthema unserer stressigen Zeit geworden. Wir alle sind aufgerufen, unseren Körper täglich immer wieder neu von Schadstoffen zu befreien und zu entmüllen, noch bevor er seine Funktionen nicht mehr erfüllen kann und krank wird! Da wir täglich Schadstoffen ausgesetzt sind, müssen wir auch tagtäglich entgiften. Es ist wie Zähneputzen – kneifen gilt nicht.

Kreieren Sie Ihre Lebensstil-Medizin!

Zusätzlich verordne ich mir meine eigene Lebensstil-Medizin: Ich stelle meine Ernährung auf Vollwertkost um, laufe jeden Tag 45 Minuten durch die Natur, mache „die fünf Tibeter" (eine Yoga-Form) und lege ein Anti-Stress-Programm mit Meditation und Achtsamkeitsübungen auf. Statt Medikamenten schlucke ich die Nahrung ergänzende Vitalstoffe. Zeolith, viel reines Quellwasser und ein Mix aus Vitaminen und Ballaststoffen reichen aus, um in einigen Wochen hohe Blutfettwerte wieder zu harmonisieren sowie chronische Müdigkeit und eine depressive Stimmung zu vertreiben. So kann jeder seine Lebensenergie wieder zurückgewinnen und morgens wieder quietschfidel aus dem Bett springen.

Medikamente sind Flickschusterei

In dieser Zeit erkannte ich, dass Medikamente nicht die Lösung für unsere gesundheitlichen Probleme sein konnten und reine Flickschusterei sind. Sie unterdrücken Symptome, ignorieren die Ursache einer Erkrankung und helfen nur in den seltensten Fällen wirklich. Klassisch ausgebildete Ärzte suchen, wie sie es

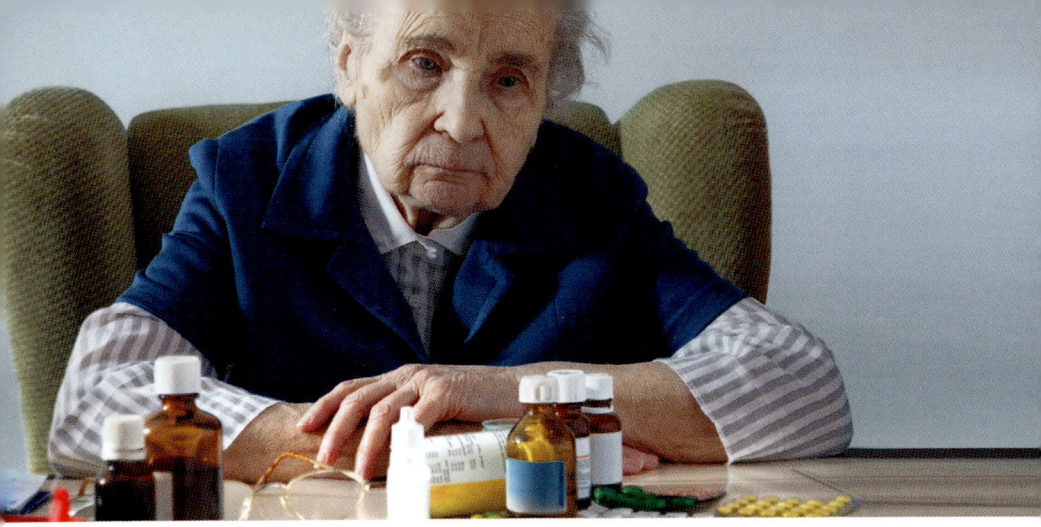

Frustrierender Medikamenten-Cocktail

in ihrem Studium gelernt haben, nach simplen Lösungen: Bei Stress gibt es Valium, bei Diabetes die Insulinspritze, bei hohem Cholesterin ein Statin.

Doch ich sah auch, wie übermächtig die un-heil-volle Phalanx aus Pharmaindustrie, Schulmedizinern und Krankenkassen ist. Mit Krankheit kann man Geld machen, mit Gesundheit nicht. So schlucken sieben von zehn Menschen Medikamente, die zwar keine Wirkung haben, dafür aber Nebenwirkungen. Ein lukratives Geschäft, verdient doch die Pharmazie täglich eine Milliarde Euro über die Symptomunterdrückung bei kranken Menschen.

In Deutschland, so schätzen Experten, sterben im Jahr rund 60.000 Menschen an Nebenwirkungen der chemischen Präparate. Das sind rund 17 Mal mehr als im Straßenverkehr. Wir werden von den Ärzten mit den chemischen Keulen schwer malträtiert: Ich kenne Menschen, die bis zu 18 Medikamente verschrieben bekommen, obwohl kein Mensch weiß, wie und mit welchen Folgen die chemischen Stoffe interagieren.

Das so genannte „Gesundheitssystem" agiert rigoros und flächendeckend und funktioniert wie ein perpetuum mobile – einmal kräftig angeschubst, läuft es wie geschmiert von selbst. Ein Fakt mag das verdeutlichen: So nehmen 90 Prozent aller Deutschen über 50 Jahre täglich dreimal Medikamente. Der Konsum steigert sich im Laufe der Jahre deutlich. Bis diese Menschen dann mit vielleicht 80 Jahren sterben, sind wieder Milliarden in die ohnehin schon vollen Kassen der Pharmaindustrie geflossen.

Verhungern im Überfluss

Wir können nicht länger die Augen davor verschließen: Unsere „zivilisierte" Lebensart belastet unseren Organismus jeden Tag auf dramatische Weise. Wir vergiften uns selbst, indem wir uns schlecht und vitalstoffarm ernähren – mit Fertiggerichten, zuviel Zucker, zuviel ungesundem Fett und einer Unmenge an Kohlehydraten, die uns übergewichtig und träge werden lassen.

In unserer industriell erzeugten Fabriknahrung – auch Bionahrung wird im Übrigen industriell hergestellt - finden sich neben Farb- und Konservierungsstoffen jede Menge Geschmacksverstärker, Pestizide, Medikamentenrückstände und Schwermetalle.

So wird unser Körper von Säuren förmlich überflutet, während überlebenswichtige Mineralstoffe, also Basen, Mangelware sind - auch wenn wir vielleicht der felsenfesten Überzeugung sind, dass wir uns gesund ernähren. Nur basische Mineralien, die unter anderem auch in Gemüse, Obst, Kräutern und Sprossen vorkommen, können die meist in unserem Bindegewebe abgelagerten Säuren mobilisieren, neutralisieren und ausleiten.

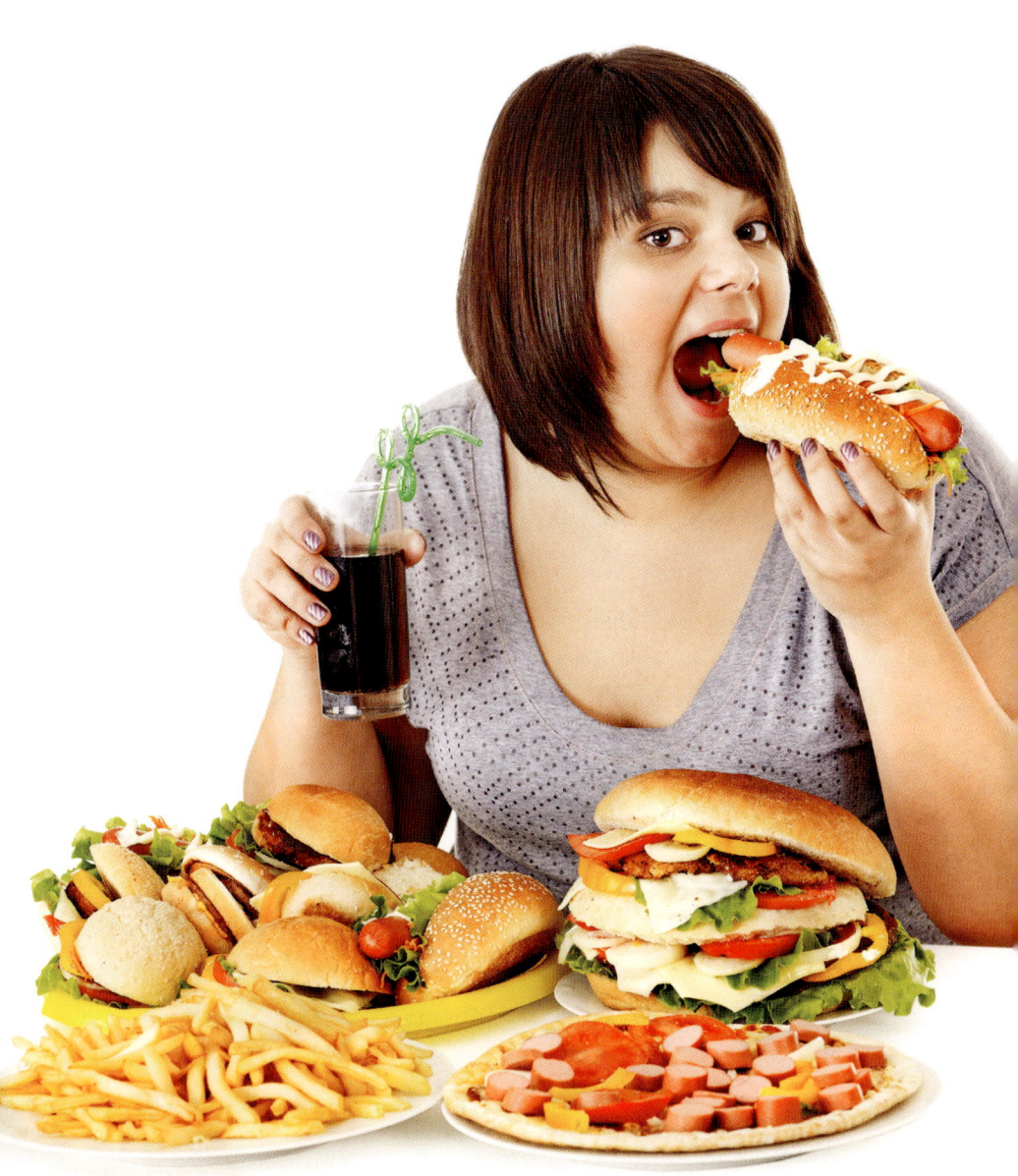

Zeolith rettet unsere Basen-Depots

Das Vulkanmineral Zeolith ist hier ideal geeignet, diese uns Lebenskraft kostenden Säureschlacke schnell und wirkungsvoll aus unserem Organismus auszuleiten.

Das Trinken von einfachem Gesteinsmehl kann uns enorm viel Leid ersparen: Wenn wir nämlich mit der Ernährung nicht genügend Basen aufnehmen, kommt es zu einer latenten Übersäuerung. Der Organismus ist dann gezwungen, Mineralien aus Knochen, Haaren, Muskeln oder auch Zähnen zu holen, um die Säuren abzupuffern. Die Folgen dieser Leerung der körpereigenen Basendepots sind Knochenschwund, also Osteoporose, Haar- und Zahnausfall.

Was die meisten Menschen als normale, schicksalsbedingte Alterserscheinungen einordnen, die dann eben mit 80 Jahren irgendwann in den Tod münden, ist also nichts anderes als die Folge einer mangelhaften, säurehaltigen Ernährung und unbewussten Lebensführung. Wir essen leblose, mit leeren Kalorien und tierischem Eiweiß voll gestopfte Nahrung und gleichzeitig verhungern wir an vollen Töpfen.

Verhütungsmittel im Trinkwasser

Eine Hauptursache für eine an Basen leere, dafür stark mit Chemikalien belastete Nahrung ist sicher die Massentierhaltung, wo schon lange Antibiotika und Hormonpräparate in großem Stil eingesetzt werden. So genannte Steroide gelten als erbschädigende und krebserregende Medikamente.

Wo intensive Landwirtschaft betrieben wird, finden sich praktisch überall im oberflächennahen Grundwasser bedenkliche hormonelle Substanzen, die mit Störungen bei der Organentwicklung, Verringerung der männlichen Fruchtbarkeit und dem vermehrten Auftreten bestimmter Krebsformen in Verbindung gebracht werden.

Klärschlamm, radioaktive Substanzen und Hormone aus Verhütungsmitteln verseuchen unser Trinkwasser zusätzlich. Traurig aber wahr: In dicht besiedelten Gebieten wurden bis zu 100 verschiedene Arzneistoffe in Gewässern nachgewiesen.

Leber schwer belastet – Gesteinsmehl hilft

All das schädigt auf die Dauer die Leber, das wichtigste Entgiftungsorgan des Körpers. Bei rund einem Viertel der Erwachsenen in Europa ist sie bereits so stark belastet, dass sie Schadstoffe kaum noch neutralisieren und ausscheiden kann. Dann verbleiben Schwermetalle und problematische Stoffwechselabfallprodukte wie Ammonium (ein Zersetzungs-produkt aus eiweißreicher Nahrung) und freie Radikale im Körper und er wird früher oder später unweigerlich krank.

Der Zeolith greift da hilfreich ein: Da das Vulkanmineral Gifte schon im Darm entsorgt, werden Leber und die Niere stark entlastet. Die Leber kann sich wieder ihrer Hauptaufgabe widmen, nämlich Körperfett in Energie umzuwandeln. Zeolith senkt die überflüssigen Blutfette, eliminiert toxische Ammonium-Basen, die als Vorstufe zu Darmkrebs gelten, leitet Schadstoffe vorzeitig aus und normalisiert so die Leberwerte meist innerhalb weniger Wochen. Die Folge: Düstere Gedanken verflüchtigen sich, wir fühlen uns weniger müde, die gute Stimmung kehrt zurück und wir können auf Grund der angekurbelten Fettverbrennung leichter überflüssige Kilos abnehmen.

Feinstaub liegt in der Luft

Einem EU-Bericht zufolge sind 96 Prozent der Menschen in den Metropolen gefährlichen Feinstaubkonzentrationen in der Luft ausgesetzt. Die Auswirkungen sind viel dramatischer als viele glauben: Asthma, Allergien und Einschränkungen der Lungenfunktion seien da genannt, Aber auch Herzrhythmusstörungen, die Auslösung von Herzinfarkten sowie die Minderung geistiger Leistungsfähigkeit wurden durch die Feinstaubbelastung nachgewiesen. Besonders Kinder sind gefährdet.

Dazu kommt das Reizgas Stickstoffdioxid, das die Atemwege stark schädigen kann. Dioxin gelangt über die Müllverbrennung und Metallgewinnung in die Luft und in den Boden. Der äußerst giftige Stoff lagert sich in Nutztieren mit hohem Fettgehalt an und findet über tierische Produkte wie Milch, Fleisch, fetten Fisch und Eier schnell den Weg in unseren Körper.

Plastik-Hormone im Spielzeug

Unzählige gesundheitsschädliche Chemikalien finden wir auch in unseren Wohnungen. Überall wo Plastik ist, kann es gefährlich werden. Das Spielzeug im Kinderzimmer beispielsweise enthält meist einen unappetitlichen Gift-Mix, beispielsweise mit den krebserregenden polyzyklischen aromatischen Kohlenwasserstoffen. Die angegebenen Grenzwerte für die Plastik-Weichmacher sind gelinde gesagt ein Witz: Im Spielzeug sind rund 1000 Mal höhere Konzentrationen erlaubt als in Autoreifen.

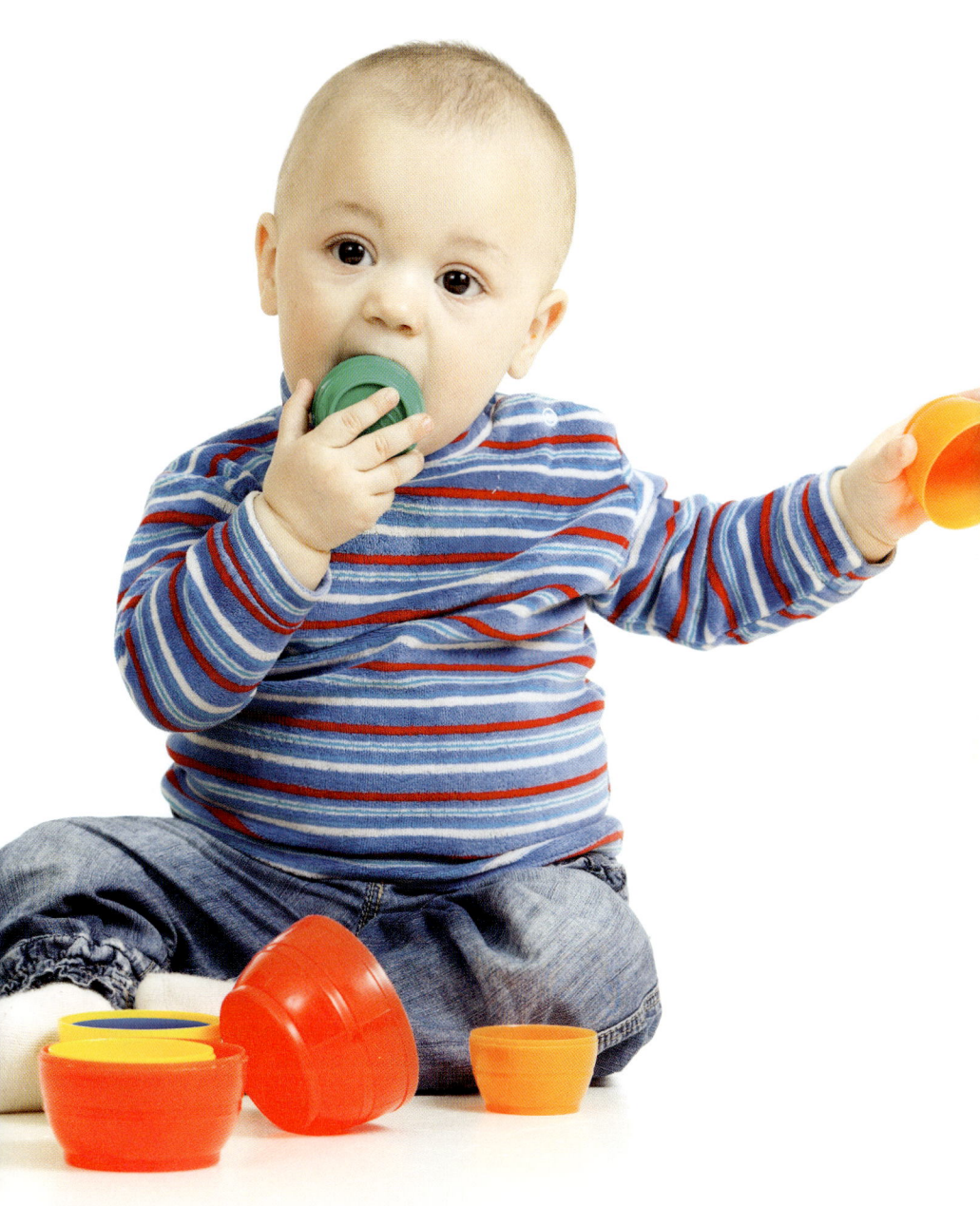

Babyflaschen enthalten zum Teil immer noch das berüchtigte Hormongift Bisphenol A, das im Verdacht steht, schwerste Schäden wie Herz-Kreislauf-Erkrankungen und Diabetes auszulösen.

Beinahe jeden Tag kommen wir mit weiteren, extrem giftigen Plastikhormonen, den sogenannten „endogenen Disruptoren" in Berührung. Die äußerst gesundheitsgefährdenden Chemikalien sind in den Verpackungen von Lebensmitteln enthalten und sie machen Plastik flexibel, Textilien atmungsaktiv und sorgen dafür, dass in ihrer Bratpfanne nichts haftet. Sie kommen in den Innenbeschichtungen von Getränke- und Konservendosen vor und finden von dort über die Nahrung in unseren Körper. Die Chemikalien sind selbst im Thermopapier von Kassenzetteln enthalten.

Die Hormongifte wirken ähnlich wie das weibliche Sexualhormon Östrogen. Die Folge: Bei Mädchen kann die Pubertät oft schon mit acht Jahren einsetzen. Bei Männern können später Fruchtbarkeitsstörungen entstehen. Auch Zivilisationskrankheiten wie Brust- und Hodenkrebs, Allergien und Asthma sollen von Plastikhormonen ausgelöst werden können. Ganze Fischbestände verweiblichen, wenn sie in stark von Antibabypillen-Rückständen und anderen hormonverseuchten Wassern schwimmen.

Inzwischen werden auf EU-Ebene erbitterte Kämpfe darüber ausgetragen, ob die derzeit rund 800 Hormongifte komplett vom Markt zu nehmen sind. Die Industrielobby wehrt sich verzweifelt gegen diese immer lauter werdende Forderung von Umweltmedizinern und Verbraucherschützern.

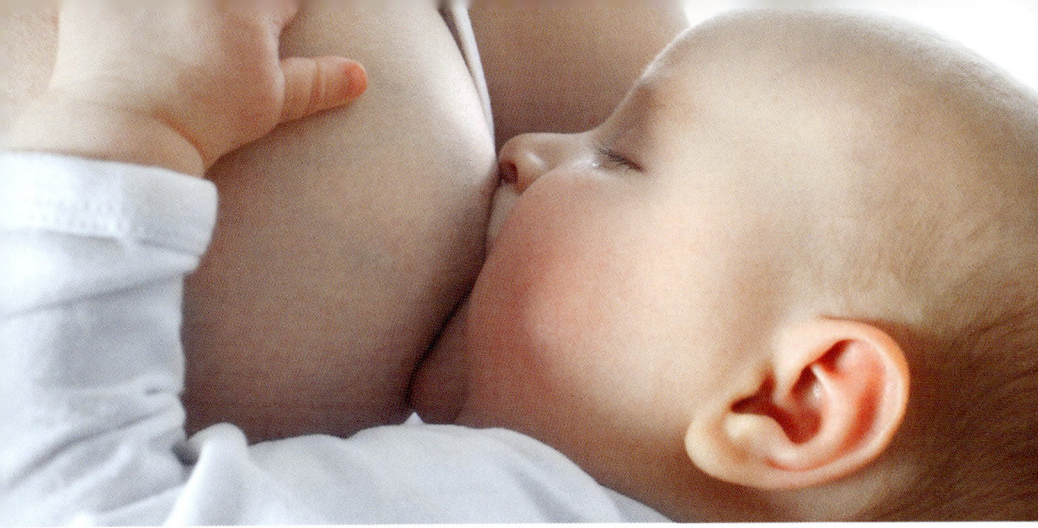

300 Schadstoffe in der Muttermilch

Wenn Sie den Geruch ihres nagelneuen Autos gut finden, dann ist das auf die Flammschutzmittel im Wagen zurückzuführen, die sich auch im Fernseher und anderen elektronischen Geräten finden. Der bedenkliche Kunststoff Polyvinylchlorid (PVC) ist im Duschvorhang ebenso enthalten wie in Klebebändern und Teppichen.

Bei Hautkontakt lösen sich die Schadstoffe vom Produkt oder sie dünsten aus und gelangen so in den Körper. Sie lagern sich dort im Fettgewebe ab. Inzwischen können in der Muttermilch junger Mütter bis zu 300 Schadstoffe nachgewiesen werden, die an den Säugling übertragen werden.

Brustkrebs durch Aluminium

Eine eminente Gefahr geht auch von den Kosmetika, Wasch- und Reinigungsmitteln im Badezimmer aus. Dort findet sich eine Vielzahl von Giftstoffen und Schwermetallen wie Aluminiumsalze, Lösungsmittel, Konservierungsstoffe, Oxidationsmittel, Treibgase und Weichmacher.

Seifen oder Zahnpasten enthalten beispielsweise richtige Bakterienkiller wie Triclosan, die Krankheitserreger resistent werden lassen.

In Deodorants kann Aluminium lebensbedrohlich werden. Das Metall gelangt über Miniverletzungen in den rasierten Achselhöhlen in die Lymphknoten im oberen Brustbereich. Dort löst es, wie Studien jetzt ergaben, in immer mehr Fällen Brustkrebs aus.

Aluminium gilt als Nervengift, ist krebserregend, fördert Osteoporose und kann unter anderem Alzheimer, Parkinson und Multiple Sklerose verursachen. Es nistet sich in der Leber und im Gehirn ein, was zu Orientierungslosigkeit und Demenz führen kann, wie Experten betonen. Es soll sich auch in den Hoden ablagern, was Unfruchtbarkeit zur Folge haben kann.

Gefährlicher Nieselregen aus Metall

Extrem gefährlich ist Aluminium im nanonisierten Zustand wenn es über die Luft aufgenommen wird. Seine Partikel sind dann so klein, dass es von der Körperabwehr nicht als kritischer Eindringling erkannt wird. Es dringt dann schnell ins Gehirn ein, wo es vor allem zusammen mit Quecksilber außerordentlich zerstörerisch wirken kann. Auch werden die Atemorgane durch diesen Nieselregen aus Metall-Nanopartikeln geschädigt, was zu schweren, chronischen Atemwegserkrankungen führen kann.

Nach Angaben des Entgiftungsexperten Dr. Klinghardt ist das Metall zur Zeit in unseren Körpern im Schnitt hundert Mal präsenter als andere Schadstoffe wie Blei oder Quecksilber. Dies haben so genannte Apherese-Verfahren ergeben, bei denen Giftstoffe aus dem Blutplasma herausgefiltert werden.

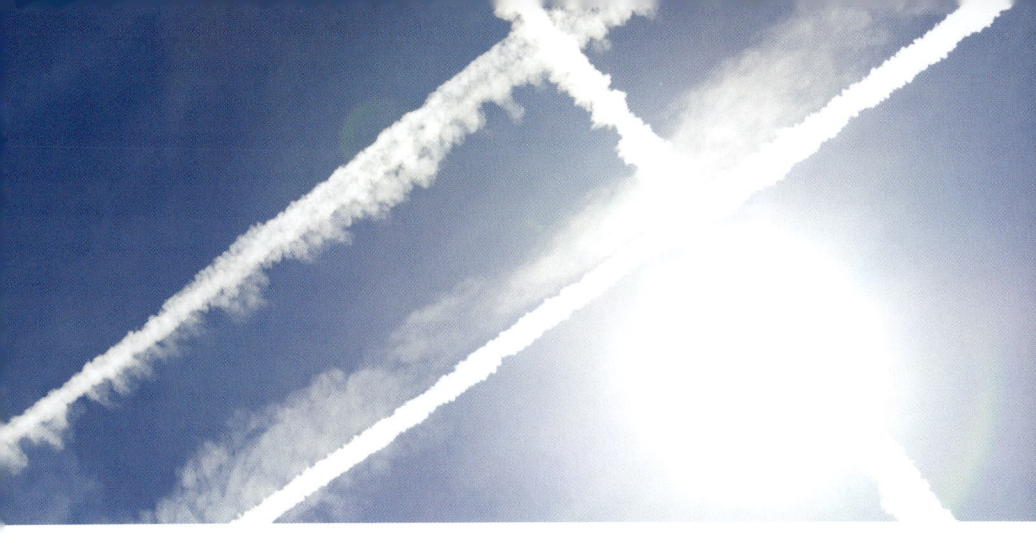

Chemtrails: das Gift kommt von oben

Es reichert sich im Körper an und kann nur schwer wieder ausgeleitet werden. Viele Experten sind überzeugt, dass es ein auslösender Faktor bei Kindern mit Autismus ist. Sie verweisen auf Impfstoffe, wo Aluminium vorkommt. Dietrich Klinghardt sagt in diesem Zusammenhang, dass Kinder frühestens im Alter von zwei Jahren geimpft werden sollten, weil bis dahin die Blut-Hirn- Schranke noch nicht geschlossen ist.

Das gefährliche Metall ist in unserer Umwelt überall zu finden, in Lebensmitteln ebenso wie im Trinkwasser. In einigen Teilen Norwegens weigern sich inzwischen Kühe Gras zu fressen, weil dieses stark mit Aluminium kontaminiert ist.

Alles was oben ist, kommt auch einmal herunter – in diesem Fall das von Flugzeugen versprühte Aluminiumpulver, das immer stärker zusammen mit anderen Chemikalien wie Barium oder Strontium bei der inzwischen globalen Wettermanipulation eingesetzt wird. Soll heißen: wir werden im Zuge einer weltweiten, künstlichen Wolkenerzeugung seit vielen Jahren mit einem Mix aus chemischen Feinstäuben besprüht.

Ich konnte diese Geschichte von den so genannten „Chemtrails" am Himmel am Anfang kaum glauben, doch die Fakten sprechen inzwischen eine deutliche Sprache. Zahlreiche Ärzte bestätigen beispielsweise, dass überhöhte Aluminium- und Bariumkonzentrationen in überdurchschnittlich vielen Haarproben festgestellt wurden.

Das toxische Metall Barium in der Metalldecke hoch über unseren Köpfen kann zu Erbrechen, Durchfall, schweren Krämpfen und zu nachhaltigen Herzrhythmusstörungen führen. „Es ist eine Tatsache", so heißt es in einer Aussendung der deutschen Bürgerinitiative „Sauberer Himmel", „dass uns das Versprühen von toxischen Feinstäuben in der Luft krank macht."

Silizium leitet Aluminium aus

Eine einfache und sichere Methode, Aluminium und Barium auszuleiten, und auch dessen künftige Aufnahme, Ablagerung und Anreicherung im Körper zu verhindern, ist die Einnahme von siliziumreichem, fein gemahlenem Zeolith. „Eine Reihe von Studien lässt vermuten, dass eine Nahrungsergänzung mit Silizium eine chronische Aluminiumanhäufung im Gehirn verhindern kann und daher eine mögliche Therapie der Alzheimer Krankheit darstellt", heißt es in einem Forschungsbericht.

Es ist vor allem der Ionenaustausch-Fähigkeit des natürlichen, stabilen, siliziumreichen Zeolith zu verdanken, die zu einer Reduktion bestehender Aluminium-Belastungen führt.

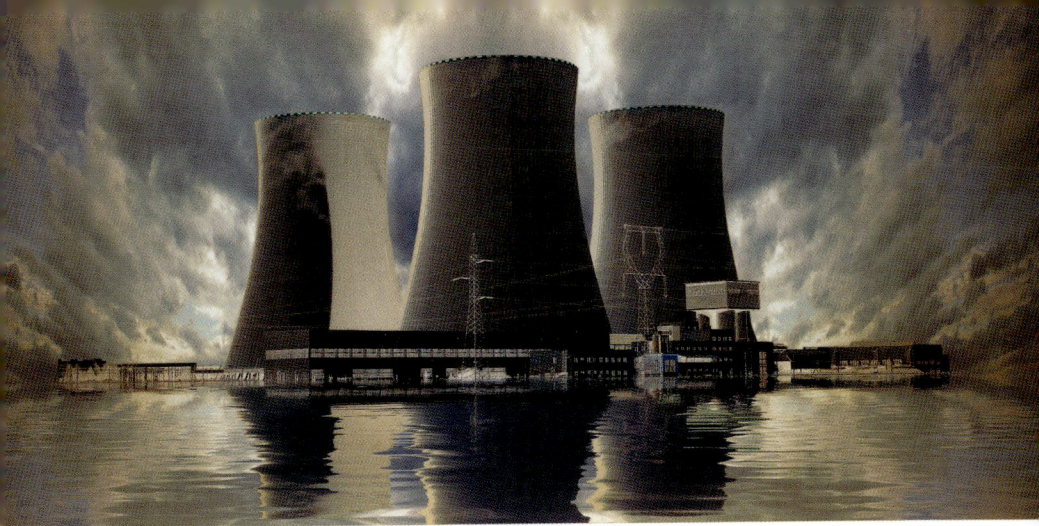

Hilfe bei Radioaktivität

Sicher erinnern Sie sich an den schrecklichen Reaktorunfall im japanischen Fukushima im März 2011. Hier rettete die Zeolith-Gabe an Strahlungsopfer viele Menschenleben, weil das Vulkanmineral wie kein anderer Stoff die brandgefährlichen radioaktiven Isotopen wie Cäsium-137 und Strontium-90 binden und entsorgen kann.

Das Mineral wurde großflächig ins Meer geworfen, um die Radionukleide dort zu neutralisieren. Bereits nach dem Super-GAU in Tschernobyl war der havarierte Reaktor dort mit Tausenden Tonnen Zeolith eingesargt worden, um keine weitere gefährliche Strahlung austreten zu lassen.

Auch Entgiftungspapst Klinghardt verwendet bei seinen Reinigungstherapien den Zeolith als Basistherapeutikum, weil er „Giftstoffe im Darm wie kein anderes vergleichbares Mittel ausleiten und die Selbstregulation des Menschen extrem stärken kann".

Reinigen Sie ihr Körperwasser!

Angesichts der uns täglich überrollenden Giftschwemme ist unser Lebensfluss ins Stocken geraten. Die Selbstregulation des Körpers, die normalerweise so viel abpuffern kann, stößt angesichts der immer stärker einwirkenden Schadstoffe allzu oft an ihre Grenzen. Die Gifte können kaum noch neutralisiert und ausgeschieden werden.

Die Klärwerke sind voll und unser überforderter Körper wird mehr und mehr zu einer Mülldeponie. Die Entgiftungskapazität erschöpft sich zunehmend, die Ausscheidungsorgane wie Leber, Niere, Lunge und Haut sind überfordert.

Zeolith als elektrische Batterie

Im Grund ist es ein Wunder, dass wir immer noch leben und zum Teil noch gesund sind.

Verdanken können wir das der unglaublichen Anpassungsfähigkeit unserer Regulationssysteme. Krankheit beginnt in dem Moment, wo diese Regulation nicht mehr ausreicht, um schädliche Umwelteinflüsse auszugleichen. Jeder Mensch hat da seine eigene Maßeinheit: Während der eine starke Immunkraft besitzt und schädlichen Bakterien, Viren oder Pilzen wirksam begegnen kann, können bei einem anderen schon einige wenige Bakterien zum Tod führen.

Eine bestmögliche Selbstregulation ist daher die wichtigste Säule der Gesundheit. Da der Mensch ein elektrisches Wesen ist, muss sein Energiekreislauf funktionieren, damit der Körper seine Funktionen optimal ausführen kann.

Es sind die so genannten Elektrolyte, also elektrische Leitfähigkeit besitzende Mineralien in Ionen-Form, die diese benötigte Bioelektrizität im Menschen speisen. Sie sind der Akku, der unsere Lebensenergie immer wieder auflädt. Da das Vulkanmineral Zeolith diese Mineralien wie Siliziumdioxid in einem großen Maße besitzt, wirkt es im Körper wie eine elektrische Batterie.

Die „Grundregulation" muss sauber sein

Der aktivierte Zeolith hilft dabei, dass wir mit uns wieder sprichwörtlich „ins Reine" kommen. Der menschliche Körper besteht zu circa 70 Prozent aus Wasser – und diese extrazelluläre Flüssigkeit, die unsere rund 100 Billionen Zellen umgibt, muss sauber sein, damit lebenswichtige Funktionen reibungslos ablaufen können.

Denn an diese „Grundregulation" sind alle lebenswichtigen biologischen Funktionen wie der Wasser- und Elektrolythaushalt, der Sauerstoffwechsel sowie die Immunbiologie gebunden. In diesem Grundsystem finden alle Stofftransporte zwischen Blut und Zelle statt.

Unsere Blutgefäße haben keine direkte Anbindung an jede einzelne Zelle: Die Nährstoffe aus dem Blut müssen daher erst durch die den Zellen vorgelagerte Bindegewebsmatrix. Erst wenn die Nährstoffe wie beispielsweise Sauerstoff, Glukose oder Hormone sowie Neurotransmitter-Stoffe oder elektrische Impulse dieses Molekularsieb durchwandert haben, können sie die Zelle erreichen.

Auf dieser „Transitstrecke" kann es schon einmal zu blockierendem Gegenverkehr kommen – dann nämlich, wenn verbrauchte Stoffe und Gifte aus der Zelle, die zu den sie abtransportierenden Blut- und Lymphgefäßen sollen, den Weg versperren.

Schafft der Körper es nicht, die im Bindegewebe zwischengelagerten Abbauprodukte der Zellen wie die neutralisierten Säureschlacke aus unserer voll industrialisierten Fabriknahrung auszuleiten, wird diese extrazelluläre Matrix immer starrer. Als Folge lässt die eigene Regulation zunehmend nach, weil Informations- und Stoffaustausch nicht mehr im notwendigen Maße gegeben sind.

„Zivilisatose" schafft Leiden

Mit anderen Worten: Nur wenn die Bindegewebsmatrix sauber wie Quellwasser ist, können Nährstoffe aus der Nahrung in die Zellen gelangen und gleichzeitig Giftstoffe aus der Zelle abtransportiert werden. Dann sind wir im Fluss des Lebens und gesund.

Ist unser Körperwasser jedoch verschmutzt wie eine Kloake, gerät unser Leben ins Stocken – wir werden unsere Mülldeponien im Körper nicht los und Säureschlacke lagern sich auf die Dauer im Bindegewebe ab.

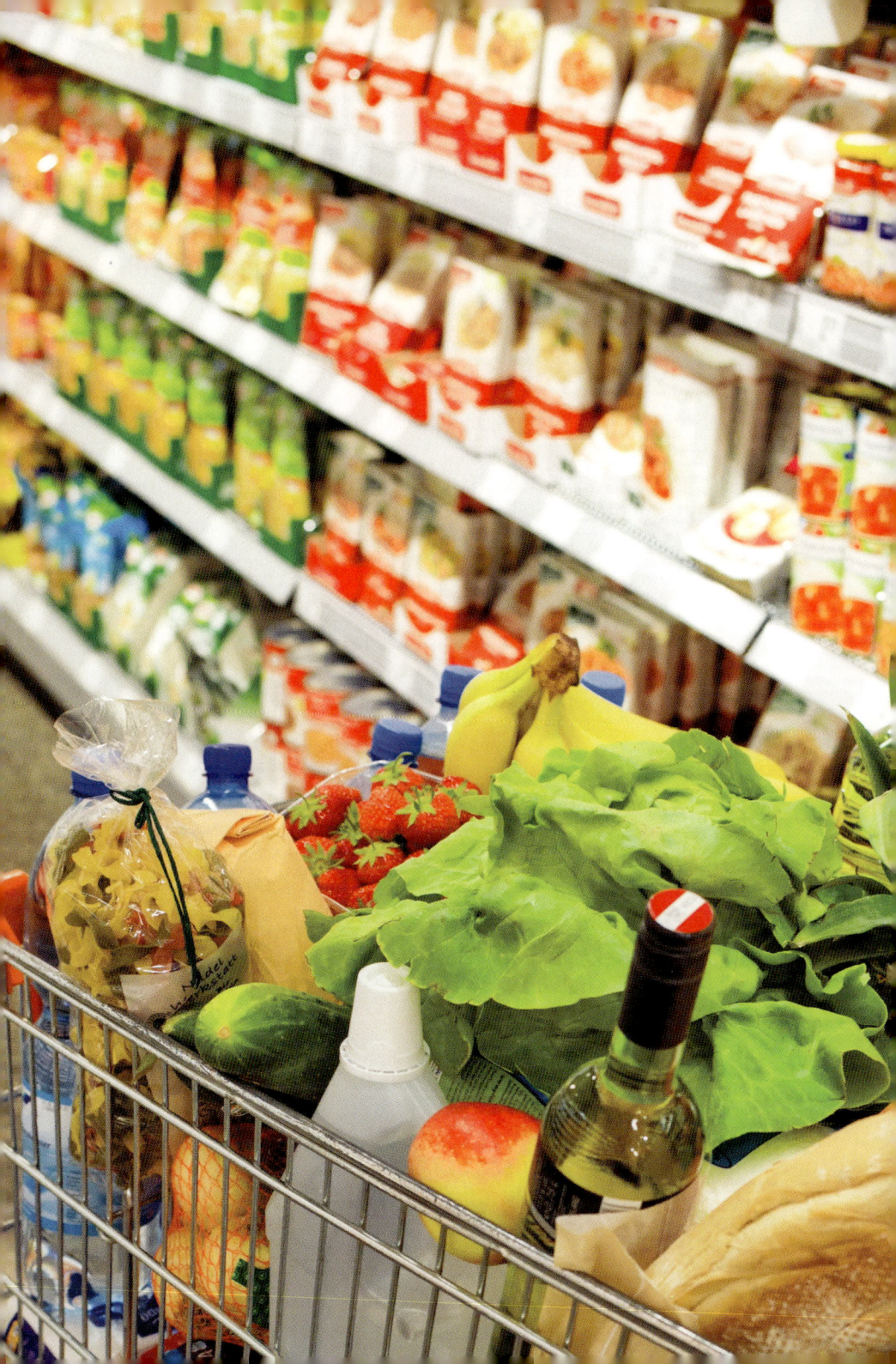

Mit einem Wort: Wir leiden schwer an der „Zivilisatose", an diesem modernen Krankheitsbild, unter dem die Folgen unserer Zivilisation - oder sollte man besser „Zuviel-isation" sagen - so treffend zusammengefasst werden können.

Säure-Basen-Haushalt aus der Balance

Unser Säure-Basen-Haushalt ist aus der Balance geraten. Die dramatischen Konsequenzen: Wir altern vorzeitig, verlieren Lebensfreude, Lebenskraft und die Lebensmotivation und werden schließlich unausweichlich krank.

Beispielsweise wird das Wachstum von Krebs angeregt. So wird in einem sauren Körpermilieu der für den Körper lebenswichtige Sauerstoffgehalt schnell weniger. Da der Krebs nur in einer sauerstoffarmen Umgebung existieren kann, findet er bei einer Übersäuerung optimale Voraussetzungen vor.

Die ersten Anzeichen einer Übersäuerung sind chronische Müdigkeit, Abgeschlagenheit, Konzentrationsschwäche und Verdauungsprobleme bis hin zu Migräne, Übergewicht, unreine Haut oder Cellulite.

„Wenn das Milieu, in dem die Zellen arbeiten sollen, schon verschlackt ist, wie sollen die Zellen dann frei schwingen", erkannte schon der Entdecker des Grundregulationssystems, der Wiener Histologe und Embryologe Alfred Pischinger. Für den Medizinprofessor stand deshalb die Sanierung der Bindegewebsmatrix im Mittelpunkt jeder ganzheitlichen Medizin.

Letztlich wird also in der Grundregulation über Gesundheit und Krankheit des Menschen entschieden.

Säurebildner werden aufgesaugt

Der Zeolith ist da ein geeignetes Naturmittel: Das Vulkanmineral neutralisiert die Protonen, also die Säurebildner schon im Darm, und verhindert so die gefährliche Übersäuerung des Körpers. Auch bereits bestehende Säureherde im Bindegewebe werden Schritt für Schritt absorbiert und ausgeleitet.

Durch seine hohe elektrostatische Ladung hat das aktivierte Gestein noch einen anderen Vorteil: Es saugt die an den Zellwandkanälen fest sitzenden Schadstoffe auf, welche die Aufnahme von Vitalstoffen und den Abtransport des Zellmülls blockiert haben. Der lebenswichtige Ionenaustausch kommt wieder in Gang. Unsere Zellen können folglich erst dann Nährstoffe aufnehmen, wenn zuvor eine Entgiftung durchgeführt wurde – sonst fließen die schönen Vitamine an den Zellen vorbei über unseren Urin in die Kloschüssel.

Die Zelle ist unsterblich

Dass Krankheiten ihren Ursprung in Störungen der Wechselwirkung zwischen der Zelle und dem sie umgebenden Milieu haben, hatte schon lange vor Alfred Pischinger der französische Biologe Alexis Carrel eindrucksvoll bewiesen.

Er konnte in einem Aufsehen erregenden Versuch, für den er 1912 den Nobelpreis für Medizin erhielt, zeigen, dass die menschliche Zelle eigentlich unsterblich ist, wenn sie artgerecht ernährt wird. Carrel demonstrierte in einem Laborversuch, dass er ein Hühnerherz 27 Jahre lang in einer täglich erneuerten mineralischen Nährlösung am Leben erhalten konnte. Das Herz hörte erst auf zu schlagen, als man vergaß, die Lösung zu wechseln.

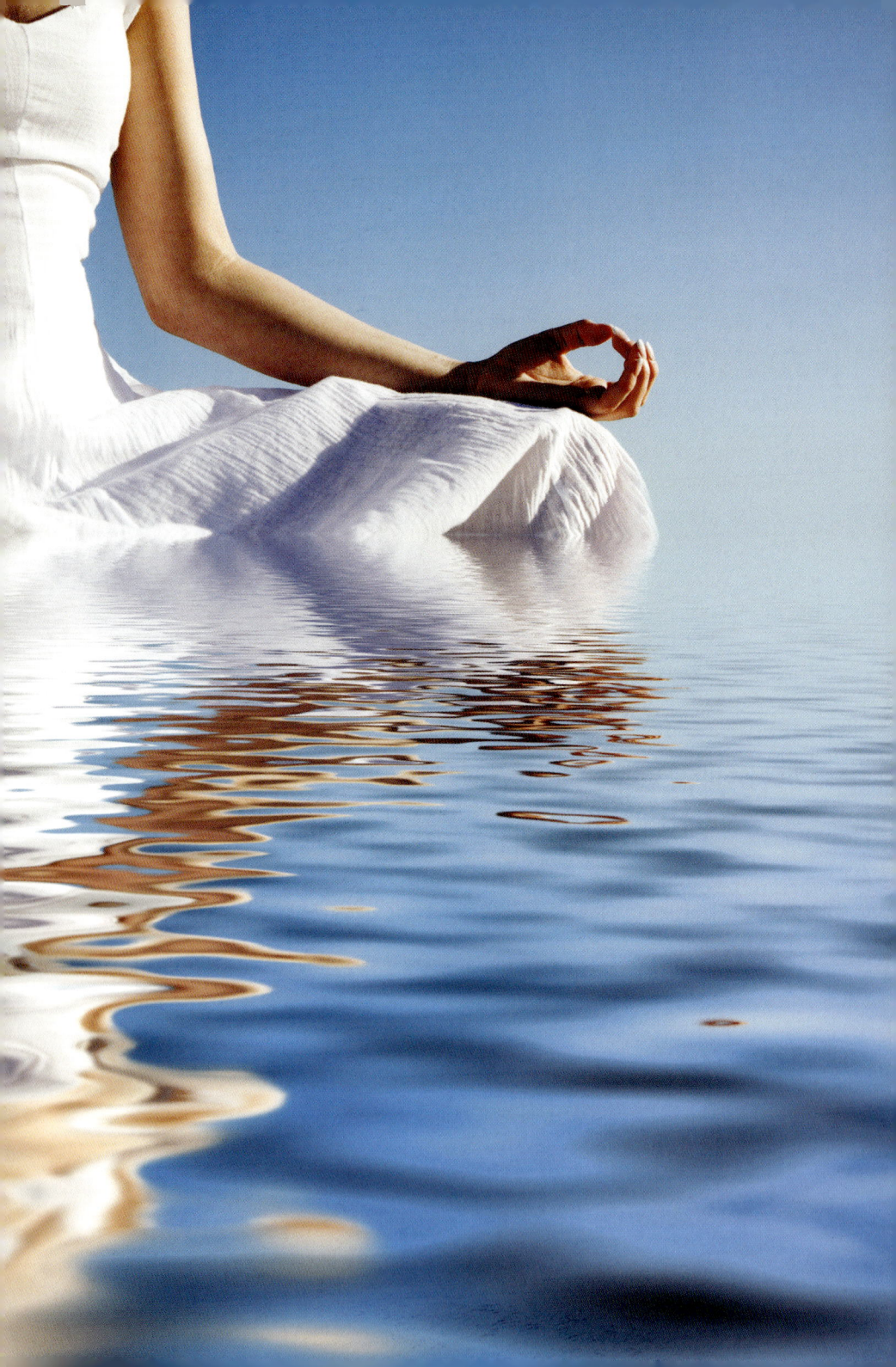

Sanfte Medizin im Kommen

Würde unser Medizinsystem die revolutionären Erkenntnisse Carrels und Pischingers wirklich Ernst nehmen und die richtigen Schlussfolgerungen für die allgemeine Gesundheitsvorsorge und Therapie ziehen, würden abertausend Pharmaprodukte wie viele Schmerz- und Schlafmittel, Psychopharmaka, Herzmittel, Blutfettsenker oder Antirheumatika bald überflüssig werden.

Hieße es doch, sich bei der Therapie von Krankheiten in erster Linie auf die Reinigung der Bindegewebsmatrix zu konzentrieren, was mit der Änderung schädlicher Lebensgewohnheiten und der regelmäßigen Gabe von basischen und vulkanischen Mineralstoffen wie zum Beispiel dem Zeolith sehr effektiv möglich ist.

Komplementärmedizinische Verfahren, die unter anderem auf Ernährung, Heilkräuter, Meditation, die Traditionelle Chinesische Medizin (TCM), auf Darmreinigungs- und Fastenkuren nach F. X. Mayr, die Akupunktur, auf die Homöopathie und einen gesunden Lebensstil setzen, sind deshalb oft so erfolgreich, weil sie Pischingers Lehren von der Grundregulation des Menschen in die Tat umsetzen.

Gott sei Dank entdecken immer mehr klassische Mediziner, dass an vielen sanften, alternativen Heilmethoden doch etwas dran sein muss und integrieren diese Schritt für Schritt in ihren Praxisalltag.

Viele unerschrockene Naturheilmediziner wenden sich inzwischen offen gegen die reine Symptombekämpfung der Schulmedizin.

> **Die Menschen werden vielleicht immer älter, beginnen aber früher zu sterben.**

Die letzten Jahre vieler Patienten seien oft nur ein von der Pharmaindustrie verlängertes Dahinvegetieren in Pflegeheimen.

Vehement gefordert wird ein gesünderer Lebensstil und mehr Eigenverantwortung der Menschen für ihre Gesunderhaltung. Es geht darum, gesund älter zu werden!

Zeolith - Hoffnung bei der Therapie von Krebs

Auch der renommierte Zeolith-Forscher Kresimir Pavelic gehört zu denen, die nach natürlichen Wegen der Heilung suchen.

Der Professor für Molekularbiologie und Leiter des Nationalen Krebsforschungsprogramms Kroatiens glaubt fest daran, dass das verriebene Vulkanmineral in Zukunft „viele teure Medikamente ersetzen" wird.

Sogar in der Krebstherapie sieht der international anerkannte Wissenschafter ungeahnte Möglichkeiten für das energetisierte Gesteinsmehl: „In meinen Forschungen hat sich gezeigt, dass Gene, die für die Ausbreitung von Krebszellen verantwortlich sind, von Zeolith-Klinoptilolith positiv verändert werden".

Die Studien von Pavelic ergaben zudem, dass Zeolith die Reparaturfähigkeit einer krankhaft veränderten Erbinformation (DNA) erhöht und zugleich Anti-Stress-Gene verstärkt. Auch zeigte sich, dass das Vulkangestein bei der Entwicklung der Metastasen bei Krebspatienten interessante Auswirkungen auf die chemischen Vorgänge hat.

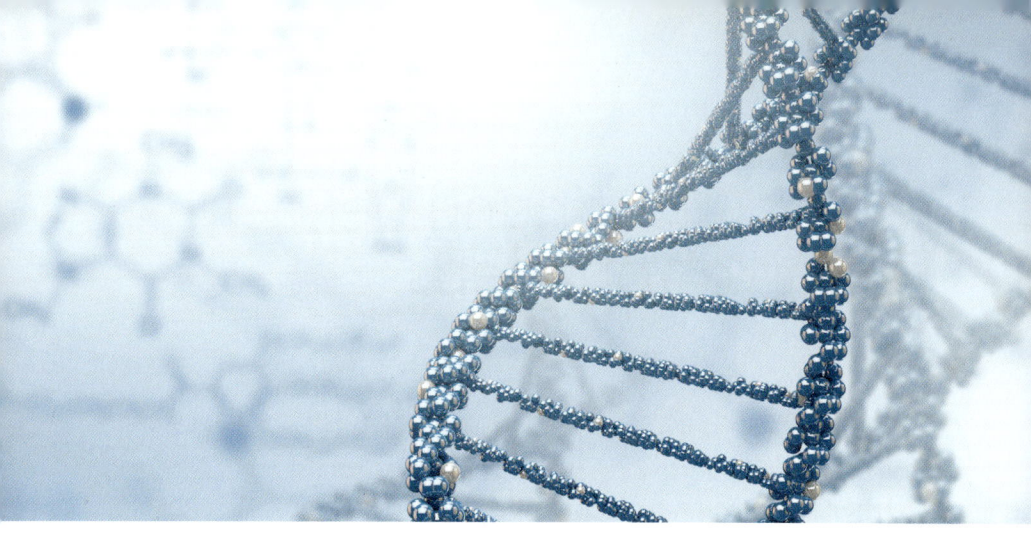

Zeolith kann die Reparaturfähigkeit einer kranken Erbinformation (DNA) erhöhen

„Basis für die Medizin der Zukunft"

Die mit zahlreichen wissenschaftlichen Forschungen unterlegten Eigenschaften des hundertprozentigen Naturminerals, so betont der Molekularbiologie, „stellen für die Medizin eine zukunftsweisende Basis dar und dass sowohl als Vorsorgemittel als auch als unterstützendes Therapeutikum." Und jeden Tag werden weitere neue positive Auswirkungen des Zeolith auf die Gesundheit entdeckt.

Freie Radikale um 50 Prozent gesenkt

Neben der Entlastung der Entgiftungsorgane wie Leber, Niere und Haut und dem Ausgleich des Säure-Basen-Haushaltes kann der Zeolith die Neubildung der zellschädigenden freien Radikalen laut Studien um 50 Prozent senken. Ein wirklich unglaublich positiver Effekt des Gesteinsmehls. Gelten doch die aggressiven Sauerstoffmoleküle als wichtigster Auslöser schwerster zivilisatorischer Erkrankungen wie Krebs, Herzinfarkt oder Diabetes.

Die Radikalen sorgen im Körper für den so genannten „oxidativen Stress"; damit sind sie in der Lage, die chemische Struktur unseres Erbgutes, sowie lebenswichtige Proteine zu zerstören. Oft ist die Bildung von Krebszellen die Folge.

Bei dem vom Zeolith angeregten Ausscheidungsvorgang werden die positiv geladenen Teilchen des aus der Kontrolle geratenen, reaktionsschnellen Sauerstoffs an der Oberfläche der winzig kleinen Zeolith-Partikel gebunden und anschließend aus dem Körper entfernt.

Rund 90 Prozent aller Erkrankungen sowie ein beschleunigter Alterungsprozess gehen mit auf das Konto der Oxidantien.

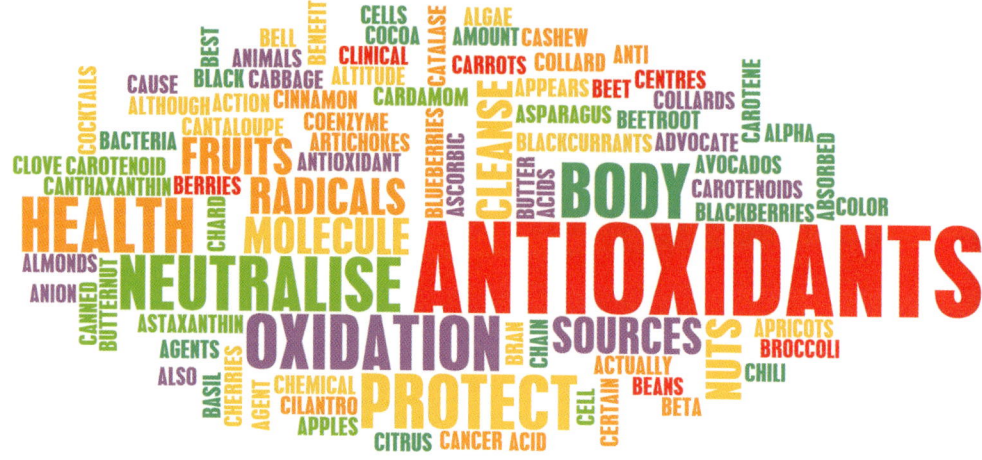

Stärkstes Antioxidans

Mit seiner starken elektrostatischen Ladung und der hohen Kapazität des Ionenaustausches gilt der Zeolith bei vielen Forschern als das derzeit stärkste Antioxidans überhaupt. Das durch die dynamische Verreibung mikronisierte Vulkangestein wird deshalb auch treffend als „biologisches Rostschutzmittel" bezeichnet.

Da der Körper des Menschen aufgrund von Umweltbelastungen, psychischem und physischem Stress inzwischen wahre Massen an freien Radikale pro Jahr verarbeiten muss, findet der Zeolith als angesagte Zellnahrung auch bei der Vorbeugung von Krankheiten immer stärkeren Anklang.

10 Das Geheimnis der gesunden Langlebigkeit

Wussten Sie, dass der menschliche Organismus die genetische Kapazität besitzt, 140 Jahre und älter zu werden? Es gibt Völker in Sibirien, im Kaukasus, im Himalaya sowie in Südamerika, die im Schnitt über 100 Jahre alt werden.

Zivilisationskrankheiten wie Arteriosklerose, Krebs, Diabetes, Alzheimer, Allergien und chronische Schmerzen sind bei diesen Naturvölkern so gut wie unbekannt.

Viele Altersforscher glaubten bisher, dass in erster Linie ein natürlicher Lebensstil, eine basische Ernährung und ein Leben ohne den zivilisatorischen Stress entscheidend für deren langes Leben ist.

„Gesteinsesser" werden gesund stein-alt

Doch russische Wissenschafter fanden heraus, dass die langlebigsten Völker der Welt, die Jakuten in Nord-Sibirien und die Kaukasier vor allem ein Geheimnis der gesunden Langlebigkeit teilen:

Die in abgeschiedenen Regionen abseits von Schadstoffe ausstoßenden Industriezentren lebenden Naturvölker sind so genannte „Lithophagen", also Gesteinsesser.

Die fitten und vor Lebenskraft strotzenden 100-jährigen trinken täglich in Wasser verrührtes Gesteinsmehl, um den Körper mit den lebenswichtigen Mineralien zu versorgen.

Dieses Jungbrunnen-Rezept wird bei den Naturvölkern schon seit Urzeiten von Generation zu Generation weitergeben. Dahinter steckt das in der hoch industrialisierten westlichen Welt verloren gegangene intuitive Wissen, dass die in den Steinen enthaltenen Mineralien den Körper stark vitalisieren und zu einem langen gesunden Leben führen können. Es ist die regelmäßige Mineralisierung, welche Strom in das elektrische Wesen Mensch leitet, den Stoffwechsel belebt, Enzyme aktiviert und Botenstoffe so richtig arbeiten lässt.

Zeolith auf dem Speiseplan

Was viele nicht wissen: Mineralstoffe machen rund zwei Drittel der lebenswichtigen Nährstoffe aus. Ohne Mineralien können Vitamine nicht verstoffwechselt werden. Noch deutlicher ausgedrückt: Vitamine haben ohne Mineralien keine Bedeutung.

Die russischen Forscher fanden überrascht heraus, dass sowohl die Jakuten in Sibirien, als auch die Kaukasier hauptsächlich das Vulkanmineral Zeolith-Klinoptilolith auf ihrem täglichen Speiseplan stehen haben.

Heute können wir es den Naturvölkern mit ihren umtriebigen und aktiven Alten gleichtun und auf eine einfache, wirksame und natürliche Weise ebenfalls zu Gesteinsessern werden und damit unser Immunsystem auf Hochtouren bringen. Für manche mag das ungewohnt klingen, doch der Mensch ist von Natur aus ein Allesesser.

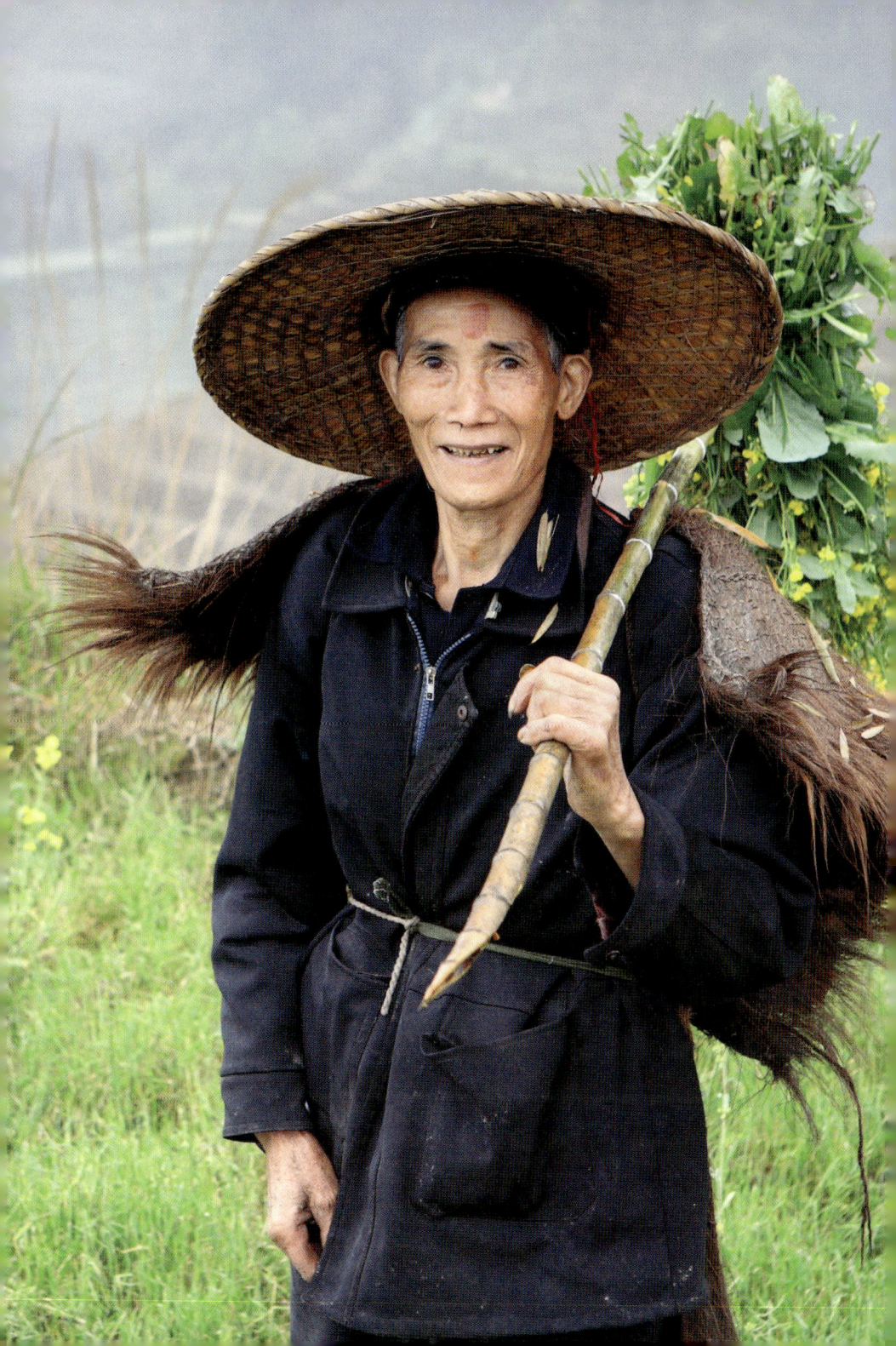

Warum also nicht auch in Wasser verrührtes Pulver aus feinster, erkalteter Lava trinken, das nachweislich unseren ausgelaugten, also an Basen armen Körper (Lauge ist ein älterer Begriff für Base) re-mineralisiert, den Elektrolyt-Haushalt ausgleicht, oxidativem Stress vorbeugt und Schadstoffe ausleitet?

Wir sind so jung wie unsere Blutgefäße

Damit sorgen wir dafür, dass wir im Alltag voller Energie und guter Laune sind, Stress leichter verarbeiten, chronischen Leiden vorbeugen und tatsächlich kerngesund stein-alt werden. Unsere Leistungsfähigkeit steigert sich, die allgemeine Regeneration verbessert sich und wir haben eine erheblich verringerte Infektanfälligkeit.

Der Siliziumspiegel, der im Alter normalerweise immer weiter absinkt, bleibt hoch, dadurch verlangsamt sich der Alterungsprozess. Die Elastizität und die Festigkeit der Blutgefäße und Arterien bleiben erhalten. Wir sind immer so jung wie unsere Gefäße. Die Arteriosklerose, also die „Verkalkung" der Gefäße, die zum Herzinfarkt und anderen lebensbedrohlichen Erkrankungen führen kann, wird durch die starke antioxidative Wirkung des Zeolith verbessert. Die Blutfettwerte harmonisieren sich.

Knochendichte erhöht

Zudem erhöht der Zeolith durch eine verstärkte Kalziumaufnahme die Dichte der Knochen wie in Studien nachgewiesen wurde. Unser Knochengerüst bleibt stabil und wir brauchen keine Angst mehr vor der gefürchteten Osteoporose zu haben.

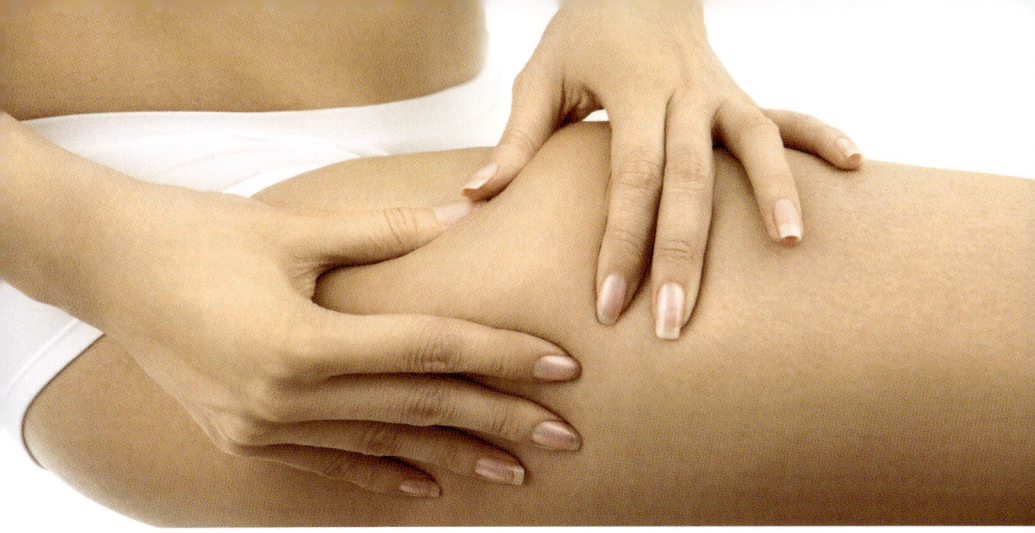

Schönheit kommt von Innen

Cellulite adé - Straffe Haut als Nebeneffekt

Praktisch ein Nebeneffekt der Entgiftung durch das Vulkanmineral ist die Verbesserung des Nagel- und Hautbildes. Die Haut wird gut ernährt, altert langsamer und erstrahlt in neuem Glanz. Durch seine starke Wasserbindungsfähigkeit im Gewebe entfaltet der Zeolith eine extrem straffende Wirkung.

Die Spannkraft im Gewebe erhöht sich bis auf das 400-fache.

Falten werden so von Innen her geglättet und auch die gefürchtete Cellulite, die unschönen Dellen auf der Haut gar mancher Frau, darf bald verschwinden.

Schlank mit Vulkangestein

Wer übergewichtig ist und seine überschüssigen Fettpolster loswerden will, sollte ganz speziell auf eine regelmäßige Entgiftung achten. Sobald die im Fettgewebe abgelagerten Giftstoffe kleine Entzündungen verursachen, neutralisiert der Körper die gefährliche Situation damit, einfach noch mehr Fett als schützende Schicht anzusetzen.

Wenn die Pfunde beim Abnehmen dann purzeln, ergießt sich eine kleine Giftlawine in ihrem Körper. Dieser kann mit starken Entgiftungssymptomen wie Kopfschmerz, Müdigkeit oder Schlafstörungen reagieren. Zeolith sollte also begleitend zu jeder Diät genommen werden, um die mobilisierten Schadstoffe aus dem Fettgewebe umgehend zu neutralisieren und auszuleiten.

„Dopingfreies Doping" im Sport

Im Sport stellten Forscher nach Zeolith-Einnahme eine mehr als zehnprozentige Erhöhung der Leistungsfähigkeit fest. Eine wirklich beeindruckende Zahl, wenn man bedenkt, dass es im Spitzensport bei Sieg und Niederlage oft um Bruchteile von Sekunden geht.

Wer also auf dem Fahrradergometer eine Stunde bis zur Erschöpfung radelt, kann mit dem Vulkanmineral im Körper noch zehn Minuten Vollspeed draufpacken. Mehr Ausdauer ist garantiert.

Der Zeolith sorgt aufgrund seiner antioxidativen Eigenschaften für eine niedrigere Puls-/Herzfrequenz, die zu einer besseren Sauerstoffversorgung führt und vermindert deutlich freie Sauerstoff- Radikale im Blut. Zusätzlich stärkt er durch die Bindung und Ausleitung von Schadstoffen die Immunabwehr.

Wichtig zu wissen: Die Milchsäurebelastung (Laktat) wird laut Studien innerhalb von zwei Wochen um sage und schreibe 30 Prozent gesenkt! Das bringt eine deutliche Leistungssteigerung mit sich, die wir sonst nur nach längerem Training verzeichnen können.

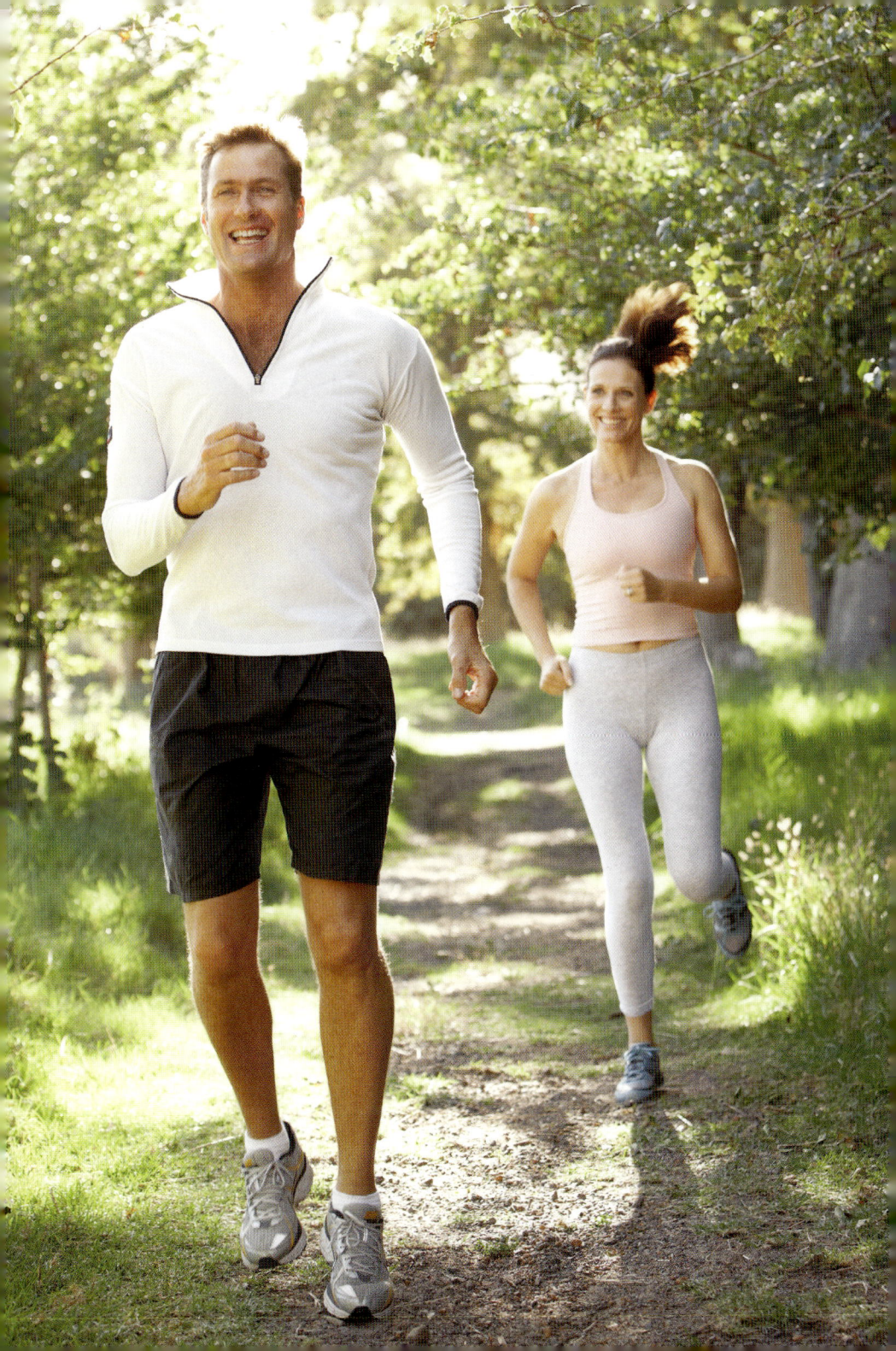

Der Körper regeneriert sich schneller als normal. So können Sportler nach einem Marathonlauf sofort ohne die sonst üblichen Muskelschmerzen wieder in das Training einsteigen. Sie sind gleich wieder voll belastbar.

Hobbysportler, die meist über dem Wohlfühlbereich trainieren und oft allzu rasch in eine Sauerstoffschuld geraten, vermeiden mit dem Zeolith eine vorzeitige Übersäuerung und bekommen mehr Ausdauer.

Die Schlappheit und das Gefühl der Verbissenheit beim Laufen kann endlich dem so sehr angestrebten Glücksempfinden Platz machen. Wir spüren wieder die Zirkulation der vom Körper freigesetzten Wohlfühlhormone und geraten in den gewünschten „Flow".

Der Tiroler Sportmediziner Dr. Thomas Scheiring bringt es so auf den Punkt:

„Alle Sportler, die Zeolith nicht beim Wettkampf einsetzen, verzichten auf eine mögliche dopingfreie, signifikante Leistungssteigerung."

Perfektes Versorgen und Entsorgen = Ewige Jugend

Auf der Suche nach dem Jungbrunnen heißt es den Körper radikal von den Säureschlacken im Bindegewebe zu entgiften.

Wenn wir unsere Zellen perfekt mit Sauerstoff und Nährstoffen versorgen und gleichzeitig perfekt von Gift- und Abfallstoffen befreien, kommen wir dem alten Traum der Menschheit vom „ewigen Leben" mit nie verblühender Jugend näher.

Manche Forscher glauben gar, dass der Mensch genetisch darauf programmiert ist, ewig zu leben und sich nur durch seinen selbstmörderischen Lebensstil, wie schlechte Ernährung, giftige Umweltbelastungen, zuwenig Bewegung, zuviel Stress und negative Denkmuster selbst davon abschneidet. Vital und sprühend vor Lebensfreude im Alter zu sein ist jedenfalls das Ziel von immer mehr Menschen.

Mit der Gabe von Zeolith, so zeigt die Erfahrung in der medizinischen Praxis, steigert sich die körperliche und geistige Leistung, stärkt sich die Immunabwehr, reguliert sich der Säure-Basen-Haushalt, sinken die Leberwerte messbar. Das entlastet die Entgiftungsorgane und unser Magen-Darm-Trakt kommt wieder ins Lot.

Da der Zeolith aggressive freie Radikale, saure Schlacken und Energie raubende Schadstoffe bindet, können unsere Zellen immer tiefer und befreiter durchatmen und ihre Funktionen vollkommen erfüllen. Wir wissen ja inzwischen: Ist das Milieu in dem die Zellen schwingen sauber, ist die Zelle unsterblich!

Das „Enzym der Unsterblichkeit" schützen

Wenn wir jedoch die Säureschlacke im Körper nicht mehr abpuffern können, führt das dazu, dass wir immer weniger von dem eigenen Verjüngungsenzym Telomerase produzieren. Dieses Enzym schützt die Schutzkappen der Chromosomenstränge, die so genannten Telomere.

Diese Telomere am Ende der Träger unseres Erbgutes werden mit jeder Zellteilung ein Stück kürzer. Werden diese „Zündschnüre des Todes" zu kurz, teilt sich die Zelle nicht weiter, sie degeneriert und stirbt. Es ist wie beim Kopieren: Mit jeder Kopie wird die Schrift auf dem Papier ein wenig undeutlicher.

Jede unserer rund 100 Billionen Zellen kann sich, so haben Forscher herausgefunden, nur bis zu 150 Mal teilen. Je älter wir werden, desto langsamer teilen sich die Zellen. Ihn uns steckt also eine tickende Zeituhr.

Das Unsterblichkeits-Enzym Telomerase sorgt dafür, dass die Zellen sich nicht mehr erinnern, wie oft sie sich schon geteilt haben. Das Enzym kann die immer weiter verkürzten Chromosomen-Enden wieder aufbauen und so den Alterungsprozess stoppen.

Das Fazit liegt auf der Hand: Eine konsequente Entgiftung bringt im Zusammenspiel mit einem gesunden Lebensstil die Jugendlichkeit zurück, bedeutet vollkommenes Anti-Aging und führt zu einem langen Leben voller frischer Leistungskraft!

Wasser trinken – Grundlage der Entgiftung

Es kann nicht oft genug betont werden: Trinken Sie genügend reines Wasser! Vor allem dann, wenn Sie Zeolith zu sich nehmen. In dieser Kombination steckt die ganze Kraft des tagtäglichen Entgiftungsprozesses.

Unser Körper besteht zu rund 70 Prozent aus Wasser, unser Gehirn sogar aus 90 Prozent. Wenn wir älter werden erschöpft sich unsere Wasseranteil auf bis zu unter 60 Prozent.

Das Bindegewebe schwindet langsam aber sicher, wir können nicht mehr so viele Giftstoffe neutralisieren und damit die Zellen entlasten wie zuvor. Diese werden dann auf vorzeitiges Altern und Tod programmiert.

Warten Sie mit dem Wassertrinken nie solange, bis Sie Durst verspüren.

Dies ist bereits ein Zeichen dafür, dass die Wasserreserven im Körper angezapft worden sind. Reichlicher Wasserkonsum gehörte von jeher zu den Grundrezepten eines guten Arztes - ob bei Hippokrates, Paracelsus oder Hildegard von Bingen.

Heute entdecken viele Menschen diese Praxis wieder neu. Sie bauen das Trinken von reinem Wasser bewusst in ihren Alltag ein: Zwei Gläser morgens nach dem Aufstehen, ein großes Glas vor und eineinhalb Stunden nach dem Essen gehören dazu und auch der reichliche Konsum vor schweißtreibenden Tätigkeiten wie Sport oder einem Saunagang.

Insgesamt sollte man täglich zwei bis drei Liter dieser „Ursubstanz des Kosmos" zu sich nehmen. Bei Magenbeschwerden, Verstopfung und vielen anderen Wehwehchen hilft beispielsweise einfach oft das Trinken von zwei Gläsern Wasser.

Ganzheitlich orientierte Wissenschafter betonen, dass die meisten Schmerzen und Zivilisationskrankheiten unter anderem auf einen chronischen Mangel an Wasser zurückzuführen sind – der Lebensquell ist der Hauptnährstoff und die größte Energiequelle im Körper.

Volkskrankheit Wassermangel

„Die neue Wahrheit in der Medizin ist, dass Dehydration die Hauptursache für schmerzhafte degenerative Krankheiten ist; Krebs und AIDS inbegriffen." So unmissverständlich drückte es der weltbekannte iranische Arzt und Schmerztherapeut Dr. Fereydoon Batmanghelidj aus.

Millionen von Menschen werden seiner Ansicht nach durch verordnete Medikamente immer kränker, weil die Ärzteschaft das Problem „Wassermangel" nie verstanden hat und Patienten mit chemischen Substanzen behandelt.

Für den Medizin-Visionär ist der Mensch nicht krank, sondern einfach nur durstig. „Das Warten auf den Durst", betonte der Arzt mit drastischen Worten, „bedeutet am Ende vorzeitigen und sehr schmerzhaften Tod."

„Der Mensch ist nicht krank, er ist durstig"

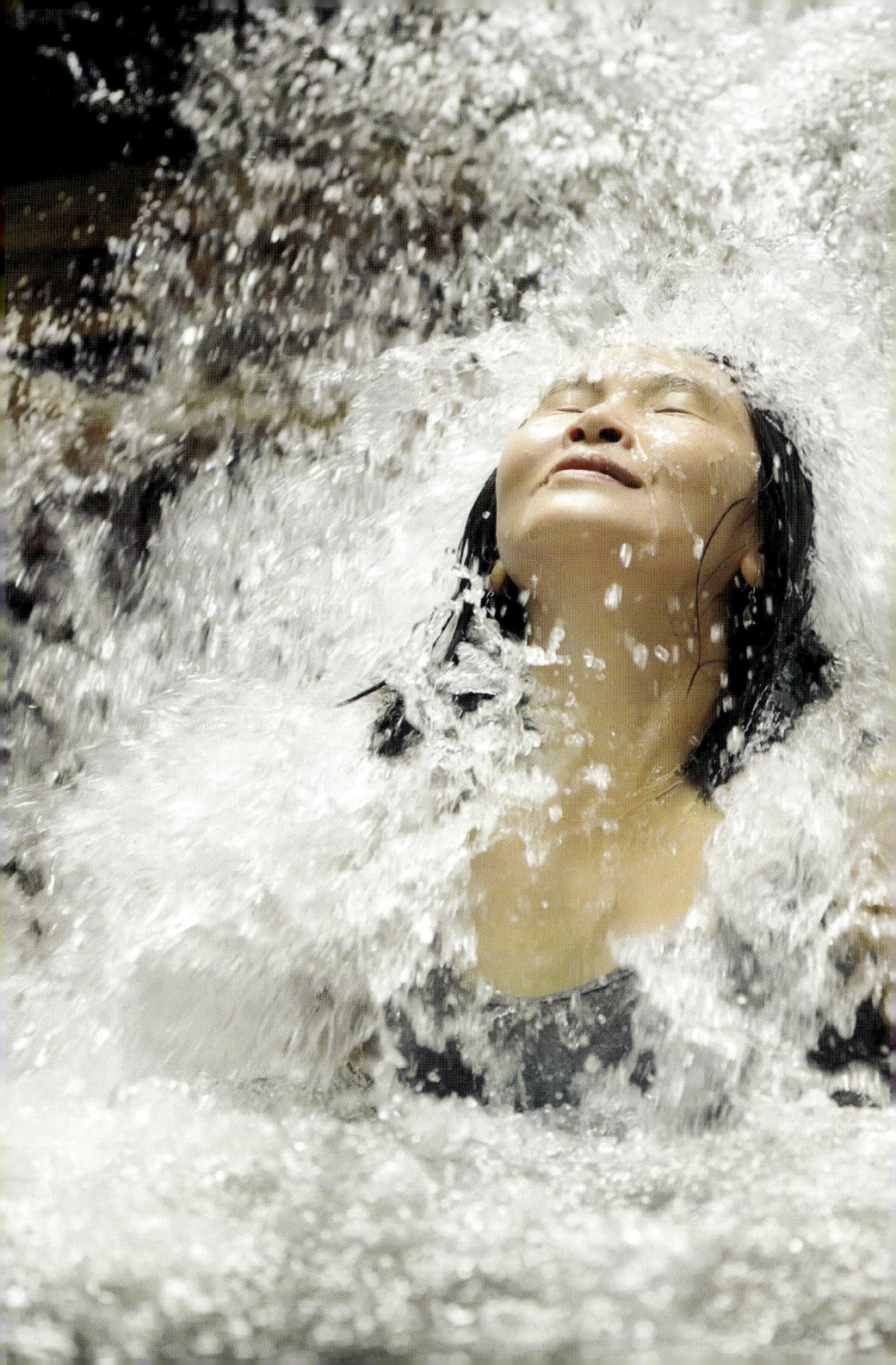

Wenn der Mensch die Zusammenhänge von lebendigem Wasser und Gesundheit wieder erkennt, würde es die meisten Zivilisationskrankheiten gar nicht erst geben.

Die Herangehensweise eines bekannten israelischen Arztes mag da Vorbildcharakter haben: Bevor er Patienten in seiner Praxis untersucht, lässt er sie im Warteraum zwei Liter Wasser innerhalb von 30 Minuten trinken. Erst wenn der Patient danach immer noch Beschwerden hat, wird er behandelt.

Krankheitssymptome sind oft nichts anderes als ein Hilfeschrei des Körpers nach Wasser. Jedes Lebewesen auf Erden sollte deshalb stets aufmerksam den Stand seines Wasserreservoirs im Auge behalten.

Das Trinken einer ausreichenden Menge an Wasser ist die Grundvoraussetzung dafür, dass der Körper überhaupt funktionieren kann.

Die in den Zellen, Blutgefäßen und im Bindegewebe zirkulierende Flüssigkeit macht alle Stoffwechselvorgänge erst möglich. Alles im menschlichen Körper wird durch die Anwesenheit von Wasser reguliert; es steuert alle Funktionen.

Hat der Körper zuwenig Wasser, kommt es auf Dauer zu einem Aminosäuren- und Mineralstoffmangel und zu einer Verschlackung der Zellen und des Gewebes. Krankheiten sind die unausweichlichen Folgen, weil lebensnotwendige Nährstoffe nicht mehr den Weg zu den Organen finden.

Alle Krankheiten sind letztlich als Mangelerscheinungen und als Folge eines Defizites an Wasser anzusehen.

Ältere Menschen brauchen mehr Wasser

Vor allem ältere Menschen sollten sehr bewusst auf einen ausreichenden Wasserkonsum achten, da ihr Durstgefühl nicht mehr so stark ausgeprägt ist, wie bei jüngeren Menschen.

Und klagen sie über einen trockenen Mund, wird ihnen nur allzu oft entgegengehalten, dass dies kein Grund zur Sorge sei. Dabei ist auch das ein deutlicher Hilfeschrei nach Wasser.

So bestehen ältere Menschen im Schnitt nur noch aus rund 60 Prozent Wasser. Die Folge: Sie dehydrieren und verschlacken schneller und verlieren Schritt für Schritt ihre Lebensenergie.

Die Bandscheiben können ihre Dämpfungsfunktion nicht mehr voll erfüllen und die Knorpel in den Gelenken vertrocknen langsam, was schließlich zu Arthrose und Bandscheibenvorfällen führt. Und auch die Organe arbeiten nur noch eingeschränkt; der Weg in die Krankheit ist programmiert.

Führen wir dem ausgelaugten Körper über quellfrisches Wasser aber wieder Struktur und damit Energie zu, kann sich die Materie schnell wieder regenerieren.

Wasser ist das günstigste und effektivste Lebens-, Lösungs- und Heilmittel: Es bringt Sie wieder „in Form", führt dem ausgelaugten Körper also alle notwendige „In-form-ation" zu, die einen neuen Zustand von Ordnung hervorruft.

Operation ohne Skalpell

Falsche Trink- und Essgewohnheiten übersäuern und verschlacken im Zusammenspiel mit negativen Gedanken unser Körperwasser. Es verliert an Ordnung und es entstehen unausweichlich Beschwerden.

Heilung kann erst geschehen, wenn wir unsere destruktiven Lebensgewohnheiten ändern und eine neue, positive Gesundheitskultur aufbauen.

Energievolles, hoch strukturiertes, reines Trinkwasser ist nichts weniger als ein „Elixier der Jugend".

Forscher haben im übrigen nachgewiesen, dass auch die beste Nahrung nichts zu unserer Gesundheit und Heilung beiträgt, wenn wir kein lebendiges Wasser trinken.

In der täglichen Praxis geht es um das stete Reinigen des Körpers von den tagtäglich neu zugeführten, gefährlichen, toxischen Stoffen der Umwelt. Es gilt, die überall im Körper festsitzenden, ihm fremden Bestandteile aus unserer Industrienahrung schnell wieder auszuscheiden.

Sogar Ablagerungen im Gehirn, die im Verdacht stehen Alzheimer hervorzurufen, sollen sich durch das Trinken von sauberem Wasser lösen können.

Wer mit Wasser und Zeolith eine neue Ordnung im Körper aufbaut, bringt seinen natürlichen Regulationsmechanismus wieder in Fahrt. Er führt eine erfolgreiche „Operation ohne Skalpell" durch, die zudem wenig kostet und keine Narben hinterlässt.

Quellwasser am gesündesten

Am idealsten ist das Trinken von natürlichem, reinem, mineralarmen Quellwasser, das vor hunderten Jahren abgeregnet ist, später im Erdboden alle geomagnetischen Frequenzmuster des Planeten aufgenommen hat und schließlich aus den Tiefen der Erde wirbelartig an die Oberfläche tritt. Aufgrund seiner enthaltenen Wellenlängen ist es ein natürliches Homöopathikum.

Es bindet in hohem Maße Gifte an sich, entschlackt den Körper und gibt dem Körperwasser, in dem unsere Zellen schwimmen, eine gesunde geometrische Struktur. Dadurch können lebenswichtige Mineralien, Vitamine und Aminosäuren leichter wieder in die Zellen gelangen, und gleichzeitig Stoffwechsel-endprodukte aus den Zellen abtransportiert werden.

Leitungswasser als Heilmittel für jeden?

Leider ist der freie Zugang zu reinem Quell- und Heilwasser heutzutage meist nur noch Naturvölkern in abgelegenen Gegenden der Welt möglich. Deshalb müssen wir uns nach Energetisierungs- und Vitalisierungstechniken umsehen, die unser verschmutztes und totes Leitungswasser wieder lebendig machen können.

Auf diesem Markt tummeln sich immer mehr Anbieter, doch nur die wenigsten Angebote sind wirklich geeignet, die öffentliche Trinkwasserversorgung zu verbessern. So liegt es an jedem selbst, wie er sich im Alltag mit quellfrischem Wasser eindecken kann. Es käme einem Quantensprung gleich, könnte Leitungswasser die Qualität von Quellwasser bekommen.

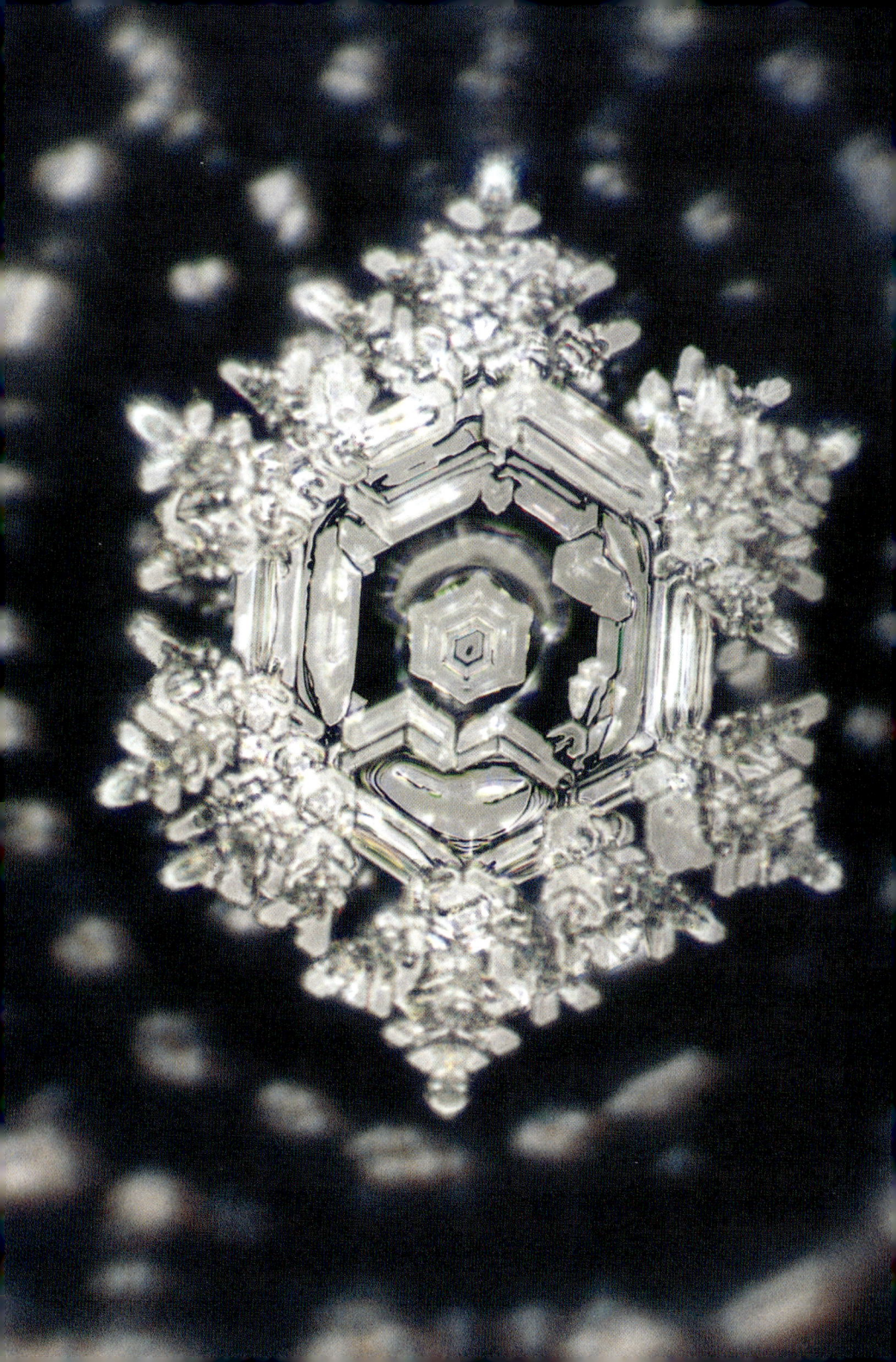

Kristall aus „Liebe und Dankbarkeit"

Wie existentiell wichtig es ist, sein eigenes Körperwasser quellfrisch zu halten, hat der geniale japanische Wasserforscher Masaru Emoto eindrucksvoll mit seiner Wasserkristall-Fotografie bewiesen.

Drücken wir beispielsweise Gefühle von „Liebe und Dankbarkeit" aus oder befinden wir uns im innigen Gebet, bildet unser Körperwasser einen wunderschönen, sechseckigen Kristall. Sind wir hingegen auf andere Menschen, und das im wahrsten Sinne, „sauer", sehen wir nur einen grauen Strudel auf den Fotos.

Welch faszinierende Einsicht: Tragen wir die innere Haltung von „Liebe und Dankbarkeit" in uns, helfen wir uns und den Menschen in unserer Umgebung zu gesunden. Die Übersäuerung im Bindegewebe kann sich auflösen. Nur zur Erinnerung: Wir bestehen aus 70 Prozent Wasser...

„Wenn wir uns von unseren negativen Gedanken befreien können", sagte mir Emoto in einem Interview einmal, „bleiben unsere Körperzellen in vollkommener Harmonie."

Gefühle beeinflussen Wasser am stärksten

In langjähriger Forschungsarbeit und Zehntausenden von Versuchen fand er heraus, dass Emotionen den stärksten Einfluss von allen Faktoren auf das Wasser haben. Sie beeinflussen das große magische Medium viel stärker als beispielsweise die Schwingungen von künstlich erzeugten Magnetfeldern oder von chemischen Substanzen.

Diese Aussage macht auch den Erfolg von energetischen Wasserbelebungs-Methoden verständlich, bei denen hoch bewusste Menschen wie Mönche über das Gebet starke „Liebesfrequenzen" auf das Wasser übertragen und damit reinigen.

Das Wasser verändert sich je nach Art der Emotion: Liebe erhöht und stabilisiert das Energieniveau, während Hass es verringert. Zudem speichert das Wasser gute und schlechte Informationen, Musik, Worte sowie Schriftzeichen und es zeichnet sogar Bewusstsein auf. Wasser hat also ein unglaubliches Gedächtnis.

Die Kristallfotos von Emoto öffnen uns das Tor zu einer neuen Welt. Der Forscher dokumentiert mit ihnen ein Herzenswissen, das bisher Religionen und Gurus jeglicher Couleur lehrten, das aber bislang bildhaft nicht darzustellen war.

Die fantastischen Bilder Emotos zeigen jetzt unmissverständlich, wie wichtig es ist, mit sich selbst und der Umwelt gut und liebevoll umzugehen.

Zeolith ist nicht gleich Zeolith

Heute kennen wir rund 150 Arten von Zeolith auf Erden. Davon sind nur 40 natürlichen Ursprungs. Die anderen synthetischen Arten werden breit gefächert in der Industrie genutzt.

Für die menschliche Gesundheit entscheidend ist das Vulkanmineral Zeolith-Klinoptilolith. Nur dieses Gestein kommt für die Humanmedizin in Frage. Dieses Mineral ist von besonders stabiler, kristalliner Struktur und hat somit eine außerordentlich hohe Fähigkeit, Giftstoffe im Körper zu binden und auszuleiten.

Ein für den menschlichen Verzehr gedachtes Zeolith-Klinoptilolith-Produkt muss in Europa reinste Qualität aufweisen. Es muss ein Zertifikat haben, dass es keine giftigen Substanzen enthält und es muss eine offizielle Zulassung als „Medizinprodukt" vorweisen.

Beim Einkauf des Rohstoffes ist daher in erster Linie auf die Qualität und die Reinheit des Zeolith, auf eine umweltfreundliche Technik, sowie auf Sauberkeit beim Abbau zu achten.

Dabei gilt: Je feiner die Vermahlung des Gesteins, desto stärker ist seine Anziehungskraft für die Schadstoffe im Körper und damit seine Entgiftungsfähigkeit.

Ein so „aktivierter" Zeolith erzielt daher eine messbar stärkere Reinigungswirkung im Körper als normal verriebene oder unbehandelte Zeolith-Produkte.

Regionen mit großen Zeolith-Vorkommen sind Russland, vor allem Sibirien, die USA, Kuba, die Slowakei, Japan, die Türkei, Italien, China, die Ukraine, die Kaukasusregion und verschiedene Länder Südamerikas.

Für die Anwendung des Zeoliths in der Medizin gelten strengste Qualitätsregeln. So muss für jede Zeolith-Charge ein detailliertes Datenblatt vorliegen. Die Angaben reichen von der chemischen Zusammensetzung, über den Feuchtigkeitsgehalt bis hin zur Hitze- und Säurebeständigkeit des Gesteins.

Wichtig ist vor allem die Untersuchung auf mögliche Schwermetalle sowie eine mikrobiologische und radioaktive Belastung. Es gibt viele Zeolithe, die mehr Giftstoffe beinhalten als sie aus dem Körper aufnehmen können.

Der falsche Zeolith kann mehr schaden als nutzen.

Beim Erwerb eines Zeolith sollte man wirklich genau darauf achten, dass das Produkt eine europaweite Zertifizierung als Medizinprodukt hat. Es ist strafbar, Zeolith ohne diese Zulassung für den menschlichen Verzehr zu verkaufen.

Zudem sollten die Produktions-, Organisations- und Managementabläufe bei der Herstellung durch eine europaweit gültige, so genannte ISO-Zertifizierung auf beste Qualität geprüft sein.

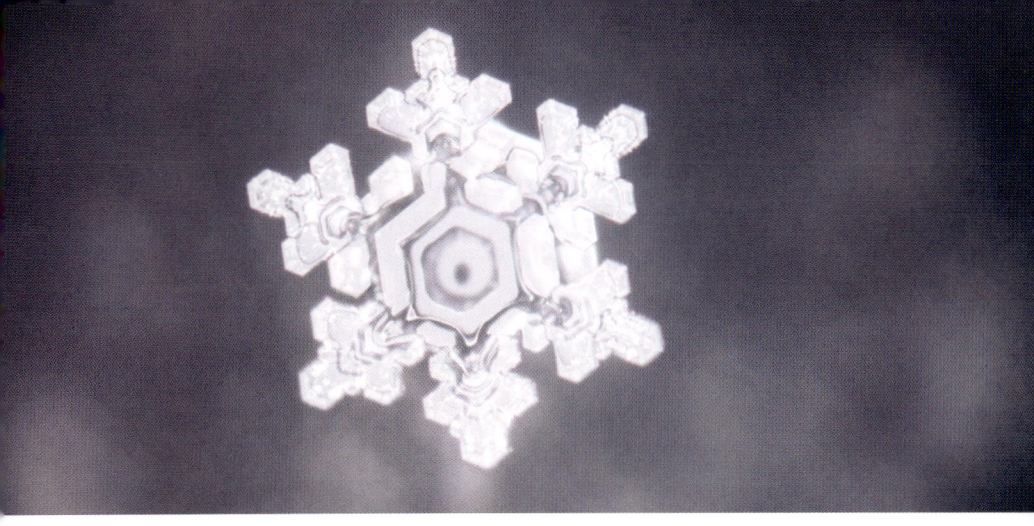

Ein Zeichen für Lebendigkeit: ein Kristall zeigt die innere Qualität des Zeolith

Qualitätsmerkmal als „Kristall-Zeolith"

Ein weiteres Qualitätsmerkmal nach dem Sie schauen können ist eine Zertifizierung durch das Hado Life Europe-Labor des weltbekannten japanischen Wasserforschers Masaru Emoto als ein so genannter „Kristall-Zeolith".

Dabei werden die „energetischen und lebensspendenden Eigenschaften" des verriebenen Vulkanminerals in gefrorenem Wasser mittels der Wasserkristallfotografie bildhaft demonstriert. Bisher gibt es meines Wissens nach nur ein Produkt auf dem europäischen Markt, das eine solche Zertifizierung besitzt (siehe Bild oben).

„Basierend auf den Erkenntnissen von Dr. Emoto ist der Ordnungszustand, welcher sich durch erkenntliche harmonische Strukturen im gefrorenen Wasser widerspiegelt, ein weiteres Qualitätsmerkmal für Wasser", sagte der Leiter der Zeolith-Studie, Dipl.Ing. Rasmus Gaupp-Berghausen.

Und er fügte hinzu: „Es ist anzunehmen, dass der Ordnungs-zustand im Wasser einen großen Einfluss auf seine Umgebung ausübt und einen wichtigen Faktor für den Gesundheitszustand aller vorkommenden Lebensformen darstellt".

Strenge Kriterien bei Studien

Sicherlich wichtig für den Interessenten: Die positiven Wirkungen einiger Zeolith-Klinoptilolith-Produkte auf die Gesundheit sind inzwischen durch unzählige wissenschaftliche Untersuchungen eindeutig belegt.

Erkundigen Sie sich, welche Anbieter in Zusammenarbeit mit renommierten Universitäten regelmäßig relevante Studien vorlegen. Diese kosten wegen der zu erfüllenden hohen Kriterien oft Millionen von Euros, was nur ganz wenige Hersteller bezahlen können. Hier trennt sich oft die Spreu vom Weizen.

Mit neuen Messmethoden kann heute beispielsweise die deutliche Reduktion des entarteten Sauerstoffs - also der freien Radikalen – nach Zeolith-Gabe ebenso genau gemessen werden wie die Entlastung der Entgiftungsorgane.

14

Zehn Prinzipien für ein langes und gesundes Leben

Die folgenden zehn Grundprinzipien stellen in ihrer Gesamtheit den Schlüssel für persönliche Gesundheit dar. Dabei steht die Reaktivierung der körpereigenen Selbstheilungskräfte im Mittelpunkt. Diese versetzen den Mensch in die Lage, innere und äußere Gesundheit, Schönheit und ein langes Leben bei voller Vitalität zu erreichen sowie schlank für immer zu bleiben.

1. Prinzip
Reinigung von Innen – den Darm sanieren

Schlechte Verdauung ist eines der größten Gesundheitsprobleme. 90 Prozent aller Krankheiten und körperlichen Probleme können direkt oder indirekt auf einen unsauberen Verdauungstrakt zurückgeführt werden.

Der Darm ist die Wurzel mit deren Hilfe sich der Mensch ernährt. Schlacke und Schadstoffe müssen aus dem Körper raus: sie machen vorzeitig alt und schwächen das Immunsystem. Nur durch die Entschlackung kann die lebenswichtige Balance zwischen Säuren und Basen in unserem Körper wieder hergestellt werden.

Wichtig ist eine tägliche Entgiftung: hier bietet sich die Zufuhr von Mineralien wie dem Zeolith-Klinoptilolith an. Schadstoffe werden rasch ausgeleitet, der Darm gereinigt, oxidativer Stress neutralisiert und der Elektrolyt-Haushalt ausgeglichen.

Säubern Sie ihren Körper mindestens ein-, besser zweimal pro Jahr zusätzlich mit einer Intensiv-Kur von Innen – zum Beispiel mit Heilfasten, Darmreinigungskuren wie der Mayr-, Ayurvedakur oder einer Colon-Hydro-Therapie oder auch über die Einnahme von speziellen Kräutern und Pflanzenstoffen.

2. Prinzip
Gute Ernährung und Vitalstoffe

Die heutige Nahrung besteht aus immer mehr Fett, Zucker und Kohlehydraten und gleichzeitig aus immer weniger lebendigen Nährstoffen. Es ist im Alltag nahezu unmöglich geworden, der Empfehlung der Weltgesundheits-Organisation (WHO) zu folgen und täglich fünf bis neun Portionen frisches Obst und Gemüse zu essen, um den Körper ausreichend mit Vitaminen, Ballaststoffen und Mineralien zu versorgen.

Die Ergänzung und Veredelung der Nahrung mit qualitativ hochwertigen Vitalstoffen kann die Lücke, zwischen dem täglichen Bedarf des Körpers und seiner tatsächlichen Versorgung über die normale Nahrung, schließen.

Eine gesunde Ernährung senkt das Herzinfarktrisiko um mehr als 60 Prozent!

3. Prinzip
Unser Lebenselixier - reines Wasser trinken

Die Forschung geht davon aus, dass heutzutage über 90 Prozent aller Menschen dehydriert sind - das heißt, ihr Körper erhält nicht die ausreichende Menge an Wasser, damit er optimal funktionieren kann.

Wasser spielt eine überaus wichtige Rolle für den Stoffwechsel, die Verdauung und die Regeneration der Zellen. Wenn der Körper zu dehydrieren beginnt, kann das die Organe schädigen. Gleichzeitig kann der Mangel von Wasser zur Entstehung von degenerativen Erkrankungen führen.

Trinken Sie mindestens zwei bis drei Liter reines Wasser (ohne Kohlensäure) pro Tag!

4. Prinzip
Bewegung hält uns jung

Leben ist Bewegung, beweglicher werden, heißt lebendiger werden. Ab dem 50.Lebensjahr nimmt die Muskelmasse ohne Training jährlich um zehn Prozent ab. Laufen, Fahrradfahren, Wandern, Krafttraining, Spazierengehen, Yoga, Qi Gong, Tai Chi, Feldenkrais-Übungen und ähnliches kann hier wahre Wunder vollbringen.

Alle Menschen, sogar diejenigen unter uns, die sich nicht regelmäßig bewegen, können unmittelbar von den gesundheitlichen Vorteilen beispielsweise des Gehens profitieren.

Gehen bedarf keinerlei Ausrüstung und kann überall ausgeübt werden. Es gilt manchen Forschern sogar als effektiver für die Gesundheit als intensives Joggen. Gehen ist unschädlich für die Gelenke und Knochen, stärkt die Ausdauer und verbessert die Mobilität, erweitert die Herzfunktion, reduziert Stress, verbessert die mentale Aufmerksamkeit, hilft bei der Gewichtsabnahme und unterstützt gesunde Organfunktionen.

Gehen Sie täglich mindestens 30 Minuten - verwenden Sie keine Fahrstühle oder Rolltreppen und unternehmen Sie regelmäßig einen Abendspaziergang zum Entspannen.

5. Prinzip

Schlafen sie sich gesund

Eine richtige Schlafkultur ist überlebenswichtig. Im Schlaf regenerieren sich Körper und Geist. Im Tiefschlaf schüttet der Körper Verjüngungshormone aus. Wer nicht ausgeschlafen ist, kann keine hundertprozentige Leistung bringen.

Wichtig ist die Ausstattung des Schlafzimmers. Es sollte eine positive Zimmeratmosphäre geschaffen werden.

Weiter gilt zu prüfen, ob der Standort des Bettes durch Einflüsse wie Wasseradern oder Stromleitungen gestört wird. Wichtig ist auch eine Matratzenhygiene, die Bettwäsche sollte harmonische Farben haben. Elektrische Geräte wie Mobiltelefone sollten ausgeschaltet sein, Fernseher gehören gar nicht erst ins Schlafzimmer. Die Nachtkleidung sollte grundsätzlich aus edelsten Naturmaterialien bestehen und täglich gewechselt werden.

Schlafen sie nicht neben einem Partner ein, mit dem Sie wenige Minuten zuvor eine emotionale Auseinandersetzung hatten.

6. Prinzip
Atmen sie richtig

Die meisten Menschen atmen zu flach und oberflächlich. Dies führt zu einer Minderversorgung mit lebenswichtigem Sauerstoff: Körper und Geist können nur eingeschränkt funktionieren. Wie wirkungsvoll Atemübungen sind, kann nur der verstehen, der richtiges Atmen gelernt hat und die Übungen auch kontinuierlich durchführt.

Es wird oft vergessen, dass die Lunge auch ein Ausscheidungsorgan ist, welches verbrauchte Stoffe aus dem Körper entfernt. Falsches Atmen bewirkt eine zusätzliche Verschlackung und führt zu starker Leistungseinschränkung von Körper und Geist, mit der Folge, dass die gesamte seelische Entwicklung behindert ist.

Die so genannten „Fünf Tibeter" sind, wenn sie täglich und richtig durchgeführt werden, unter anderem eine der effektivsten Atem-Übungen, die der Mensch machen kann. Sie gelten als Jugendelixier schlechthin.

7. Prinzip
Richtiger Körperkontakt ist lebensnotwendig

Forscher haben nachgewiesen, dass ein Mensch ohne regelmäßigen Körperkontakt krank wird (Schwächung des Immunsystems) und sogar sterben kann, wenn es um einen Zeitraum von mehreren Jahren geht.

Um gesund zu bleiben, sollte ein erwachsener Mensch mindestens viermal pro Woche Hautkontakt - wie eine innige Umarmung - zu anderen, ihm wohl gesonnenen Menschen haben.

8. Prinzip
Entsorgen sie „emotionalen Müll"

Die Wissenschaft geht davon aus, dass geistiges und mentales Wohlbefinden die wohl wichtigste Voraussetzung für Gesundheit ist. In unserer immer schnelllebigeren Zeit ist es deshalb überlebensnotwendig geworden, mit dem chronischen Alltagsstress richtig umzugehen. Familien- und Arbeitsplatzsorgen tragen nur allzu oft dazu bei, nicht nur den Geist sondern auch den Körper zu schwächen.

Der im Menschen immer größer werdende „emotionale Müll" muss verarbeitet werden. Ungeklärte Emotionen wie Angst, Wut, Trauer, Neid, Hass machen krank. Jede Zelle unseres Körpers weiß immer wie wir uns fühlen. Deshalb ist es sehr wichtig, dem Körper durch Gefühle der Freude, Liebe, Zuversicht, Leichtigkeit und Dankbarkeit heilende Informationen für seine Gesundheit zu geben.

Gute, aufbauende Gefühle machen und halten jung.

Vergeben ist ein wichtiger Aspekt, der Körper und Geist gesund hält und das Tor zum Lebensglück öffnet. Vergib Dir und anderen und die Blockaden (Krankheiten) in deinem Körper verschwinden.

Denk an das Gebet der Sioux-Indianer:
O Großer Geist, lasse mich niemals einen Menschen beurteilen noch kritisieren, bevor ich nicht zwei Wochen lang in seinen Mokassins herumgewandert bin.

Entspannungsmethoden wie eine Atemtherapie, Emotional-klärungsarbeit, Meditation, Yoga oder psychotherapeutische Methoden können helfen, Angst und Dauerstress unter Kontrolle zu bringen.

Damit wird das körpereigene Heilungspotential wieder in das Gleichgewicht gebracht – und Sie leben im Hier und Jetzt.

Bringen Sie ihren Geist und ihren ununterbrochenen Gedankenfluss zumindest ein- bis zweimal pro Tag für zehn bis 20 Minuten mit einer Entspannungstechnik ihrer Wahl zur Ruhe.

9. Prinzip
Versorgung bei speziellen Bedürfnissen

Wenn die Basis für die Gesundheit durch ausreichende Wasserzufuhr und regelmäßiges Gehen sowie über die kontinuierliche Reinigung des Darms und eine regelmäßige Grundversorgung mit wichtigen Vitalstoffen geschaffen wurde, sollte man sein Augenmerk auf spezielle Gesundheitsziele wie bessere Ausdauer, schönere Haut, mehr Schnellkraft, flexiblere Gelenke und mehr Energie richten.

Definieren Sie Ihre zusätzlichen Gesundheitsziele und nutzen Sie körperliche Übungen und Trainings, sowie naturbelassene Vital- und Nährstoffe um zum Erfolg zu kommen.

10. Prinzip
Glauben Sie!

Wenn wir in alten Gedankenmustern und damit auch an alten Gewohnheitenfesthalten, begrenzenwirunser Lebenspotential. Wenn wir beispielsweise denken, dass 80 Jahre die „normale" Lebensspanne ist, dann ist sie das auch. Woran wir glauben, manifestiert sich irgendwann immer im Äußeren.

Wenn 120 Jahre Leben in Gesundheit und Freude unserem Glauben entsprechen, wird sich auch das realisieren. Kreieren Sie mit ihren positiven Gedanken und Gefühlen ihre eigene Welt und lassen Sie sich nicht von den Desinformationen ihrer Umwelt, den Eltern, Lehrern oder Massenmedien negativ beeinflussen.

Sie sind der Schöpfer ihrer Welt – ob nun bewusst oder unbewusst.

Alles spielt sich in ihren Gedanken und Gefühlen ab.

Achte auf Deine Gedanken, denn sie werden zu Deinen Worten
Achte auf Deine Worte, denn sie werden zu Deinen Taten
Achte auf Deine Taten, denn sie werden zu Deinen Gewohnheiten
Achte auf Deine Gewohnheiten, denn sie werden Dein Charakter
Achte auf Deinen Charakter, denn er wird Dein Schicksal!

- Sprichwort aus China -

Schlussbemerkung und Ausblick

Wie bringen wir wieder mehr Lebensenergie in unseren Körper? Was müssen wir tun, um wieder mehr Vitalität, Freude und Durchsetzungskraft in unserem stressigen Alltag zu entwickeln? Nach dem Lesen des vorliegenden Buches kann die Antwort nur lauten: Wir brauchen eine neue Gesundheitskultur, bei der die Eigenverantwortung für unser Wohlbefinden wieder ganz in unseren Händen liegt.

Wir sind aufgerufen zu mündigen Bürgern zu werden, die sich in erster Linie um die Gesunderhaltung von Körper, Geist und Seele bemühen, und nicht erst bei Erkrankungen über eine Änderung des üblichen, selbstmörderischen Lebensstils nachzudenken beginnen.

Heute wird immer klarer: die eigentliche Ursache von chronischen, zivilisatorischen Krankheiten wie Herzinfarkt, Krebs oder Diabetes ist die schleichende Vergiftung aus der Umwelt und aus den eigenen Stoffwechselprozessen. Diese dramatische Vergiftung hat längst zu einer ständigen Überforderung der Grundregulation des Körpers geführt. Unsere Klärwerke sind randvoll, Gifte können oft kaum noch entsorgt werden.

Die tägliche körperliche Entgiftung ist, im Kampf gegen die von unserer modernen Lebensweise verursachten Krankheiten, längst kein Luxus mehr, sondern eine absolute Notwendigkeit!

Entgiften ist zum wichtigsten Gesundheitsthema in unserer stressigen Zeit geworden. Wir alle sind aufgerufen, unseren Körper wieder von Schadstoffen zu befreien und zu entmüllen, noch bevor er seine Funktionen nicht mehr erfüllen kann und krank wird!

Das mit einer neuen Mahl-Methode fein verriebene Vulkanmineral Zeolith-Klinoptilolith gibt uns da eine bislang nicht gekannte starke Hilfestellung. Aufgrund seiner einzigartigen Entgiftungsfähigkeiten reinigt es den Körper, entgiftet ihn nachhaltig und sorgt so für neue Lebensenergie. Die Selbstheilungskräfte in uns können wieder voll ihre Aufgabe erfüllen.

Es ist ein natürliches, hoch energetisches Gesteinspulver, das die nächste Initialzündung für eine sanfte Medizin ohne die chemischen Keulen aus den Labors der Pharmaindustrie auslöst.

Zu Ende gedacht kann das speziell aufbereitete Lavagestein zusammen mit einer gesunden Lebensweise die meisten Pharmaprodukte schon bald überflüssig machen.

Die Revolution in unserem Gesundheitswesen hat begonnen. Jeder von uns hat nun die realistische Möglichkeit, seine genetisch angelegte Lebensspanne von rund 120 Jahren in voller Leistungskraft auszukosten. Das Rezept für eine gesunde Langlebigkeit ist offen gelegt.

Mit der Urkraft der Natur können wir jetzt alle gesund stein-alt werden!

Häufig gestellte Fragen

Kann Zeolith dauerhaft eingenommen werden?

Ja, es ist bekannt, dass sich Naturvölker ihr ganzes Leben lang täglich mit siliziumhaltigen Mineralien versorgen. Sie erlangen eine gesunde Langlebigkeit. Ältere Menschen und vor allem Menschen die gesund bleiben wollen, sollten daher täglich Siliziummineralien, sprich Zeolith in bester Qualität, zu sich nehmen.

Gibt es einen Nachweis, dass Zeolith nicht verstoffwechselt wird?

Ja, den gibt es. Die Partikelgröße des aktivierten Zeolith liegt im Mikrometerbereich. Deshalb kann Zeolith die Darmwand nicht durchdringen, das heißt, dass Zeolith nicht in den Blutkreislauf gelangen kann und nicht metabolisiert wird, und somit im Darm verbleibt und innerhalb von 24 Stunden wieder vollständig ausgeschieden wird.

Wenn jemand Amalgam in den Zähnen hat, kann er dann Zeolith einnehmen?

Ja, das sollte er auch, da Zeolith bekannterweise eine Affinität zu Schwermetallen besitzt, wie sie Amalgam an den Körper abgibt.

Wer Goldimplantate in den Zähnen hat, kann auch Zeolith einnehmen?

Es besteht überhaupt kein gesundheitliches Problem, da das Gold durch den Zeolith nicht zersetzt oder abgebaut wird.

Kann Zeolith auch an Kinder verabreicht werden?

Es gibt viele Berichte über die positive Wirkung von Zeolith bei Kindern schon ab dem ersten Lebensjahr. Durchgehend verbessert haben sich zum Beispiel die Verdauung und der allgemeine Gesundheitszustand. Blähungen gingen weitgehend zurück und Atemwegserkrankungen verschwanden. Sehr erfolgreich war die Behandlung von Kinderdiabetes. Bei vielen Kindern steigerte sich der Appetit, der Stuhl verbesserte sich. So genannte Schreikinder beruhigten sich und überaktive Kinder wurden ausgeglichener.

Wie lange sollte man Zeolith einnehmen?

Im Prinzip ein Leben lang. Auch die Anwendung ist völlig unproblematisch. Da wir tagtäglich einer großen Gift- und Schadstoffbelastung ausgesetzt sind, sollten wir auch tagtäglich entgiften, es ist wie beim Zähneputzen. Die regelmäßige Entgiftung ist inzwischen kein Luxus mehr, sondern eine existentielle Notwendigkeit geworden.

Kann Zeolith von Schwangeren eingenommen werden?

Ja, unbedingt. Wenn eine Frau schwanger wird, gibt sie viele Mineralien an den Fötus ab. Es tritt bei ihr oft ein Defizit an Mineralien auf. Das hat zur Folge, dass Haut, Haare, Fingernägel, Knochen und Zähne ungenügend mit Mineralien versorgt werden. Außerdem werden vom Fötus Stoffwechselprodukte an die Mutter abgegeben, die mitunter zu Störungen des Säure-Basen-Gleichgewichts führen. Dies übersäuert die Mutter und wirkt sich dann auch auf den Fötus negativ aus.

Mit der Einnahme von Zeolith deckt die werdende Mutter ihren erhöhten Bedarf an Mineralien. Die Stoffwechselendprodukte des Embryos werden ausgeleitet. Zeolith verhindert auch Spontanaborte bei Schwangeren in dem die Uterusmuskulatur gestärkt und unterstützt wird.

Wie kann Zeolith dem älteren Menschen helfen?

Gerade für sie ist es wichtig, dass der altersbedingte Mangel an Silizium ausgeglichen wird. Wenn gleichzeitig genügend Flüssigkeit zugeführt wird, kompensiert Zeolith diesen Mangel.

Eine Verbesserung durch die Einnahme von Zeolith tritt auch bei folgenden Erkrankungen auf: Schlafstörungen, Depressionen, chronische Müdigkeit, Diabetes, Arteriosklerose, Herzinfarkt, Verdauungsprobleme, Gelenk- und Knochenkrankheiten oder Infektionserkrankungen.

Was bewirkt Zeolith als präventives Mittel?

Hier die Vorteile auf einen Blick: Steigerung der körperlichen und geistigen Leistung, Erhöhung der Motivation, Aufhellung der Stimmung, bessere Bewältigung von Stress, Schutz gegen grippale Infekte, Verbesserung des Schlafes, Festigkeit von Haaren und Fingernägeln, Unterstützung des Knochenaufbaus, Mineralisierung der Zähne, Verbesserung des Stuhls und der Verdauung, Verlangsamung des Alterungsprozesses.

Sind bei der Einnahme Hitzewallungen möglich?

Ja, sind sie. Der Entgiftungsprozess kann am Anfang Hitzewallungen verursachen, das ist auch gut so, da der Körper mit dem Entgiftungsprozess beginnt und entsprechende Arbeit aufwendet. Diese Hitzewallungen legen sich normalerweise nach ein bis zwei Wochen wieder.

Kann Zeolith bei Elektrosensibilität verwendet werden?

Ja, wenn er von hoher Qualität und Reinheit ist und die Korngröße den Vorgaben entspricht. Es sollte in diesem Fall auch darauf geachtet werden, dass die Dosierempfehlung eingehalten wird. Zeolith kann normalerweise nicht überdosiert werden, jedoch ist es für hoch sensible Menschen wichtig, nicht übermäßig viel Energie zu haben. Zeolith wirkt nicht toxisch und das nicht benötige Vulkanmineral wird ausgeschieden.

Kann der Zeolith einen Einfluss auf Blutverdünner oder im umgekehrten Fall auf Blutbindemittel haben?

Nein, es ist aufgrund der Partikelgröße von 0,4 Angström keine Interaktion möglich. Um absolute Sicherheit zu haben sollte die Zeolith-Gabe eine Stunde zeitversetzt zur Medikamenteneinnahme erfolgen.

Ist im Zeolith Folsäure enthalten?

Nein, im Zeolith ist keine Folsäuse enthalten. Diese kann nur in organischen Substanzen vorkommen, nicht in anorganischen wie Mineralien.

Ist es möglich, dass bei chronischen Entzündungen im Darm die bereits mit Schadstoffen angereicherten Zeolithmoleküle verstoffwechselt werden?

Nein, das ist nicht möglich. Die Zeolithpartikel werden definitiv nicht metabolisiert, auch nicht in Spuren.

Kann man Zeolith auch ins Gehirn bringen um Schwermetalle wie z. B. Aluminium zu lösen?

Nein, das geht nicht, wäre auch viel zu gefährlich. Hier sind die Selbstheilungskräfte des Körpers gefragt.

Wie kann die Dauer einer Schwangerschaft angeblich durch die Einnahme von Zeolith beeinflusst werden, ohne dass dieser dabei in den Blutkreislauf gelangt?

Hier gibt es Hinweise, die darauf hindeuten, dass möglicherweise die Entwicklung des Fötus schneller voranschreitet.

Wie kann Zeolith unterscheiden, ob es Schad- oder Nährstoffe ausleitet?

Aufgrund der Ladung der Moleküle und deren Größe. Die Selektivität ist genau definiert. Der Zeolith bindet nur Kationen wie Ammonium, Quecksilber, Blei, Cäsium137, Übergangsmetalle oder Aflatoxine. Nährstoffe und Vitamine sind einfach zu groß um gebunden zu werden.

Gibt es Kontraindikationen?

Um eine unwahrscheinliche Interaktion mit Medikamenten auszuschließen, wird empfohlen, einen Zeitraum von einer Stunde zwischen der Einnahme des verriebenen Zeolith und chemischen Substanzen einzuhalten.

Es gibt aber folgende absolute Kontraindikationen zu beachten: In der Vorbereitungsphase zu einer Nierentransplantation, nach jeder Organtransplantation und bei einer Stammzellentransplantation. Und auch während der Verabreichung von Chemotherapeutika 24 Stunden vor, während und bis 48 Stunden nach der Verabreichung.

Bei folgenden Therapien ist eine relative Kontraindikation zu beachten und mit dem Arzt Rücksprache zu halten: Glucocorticoide, Antikörpertherapie (z.B. bei rheumatischer Arthritis, Morbus Crohn, Psoriasis), Immunophiline (wie Cyclosporin, Sirolimus, Tacrolimus) und während einer Radiotherapie.

Hilft Zeolith auch beim Entzug von Alkohol?

Ja, klinische Studien haben eindeutig gezeigt, dass das Vulkanmineral die mit dem Alkoholkonsum einhergehende Vergiftung deutlich mindert. Die Therapie mit Zeolith verläuft effektiver und beschleunigter als ohne das Mineral. Um unangenehme Nebenwirkungen zu vermeiden, sollte man im übrigen nach jedem starken Alkoholgenuss unbedingt Zeolith zu sich nehmen. Der natürliche Giftfilter bindet den Alkohol schnell.

Kann Zeolith auch an Tiere gegeben werden?

In Kroatien und Russland wird das Naturgestein schon lange in der Landwirtschaft angewandt, um die Tiere gesund zu erhalten und die Jungtiersterblichkeit zu senken.

In Deutschland erhalten zum Beispiel Rennpferde den Zeolith um ihre Gesundheit und Leistungsfähigkeit aufrecht zu erhalten. In vielen Haushalten wird das Gesteinsmehl zwecks Gesunderhaltung bereits an Haustiere verabreicht.

Gibt es noch andere Anwendungsmöglichkeiten?

Der Zeolith wird als Rohstoff des 21. Jahrhunderts bezeichnet und wurde in verschiedenen Ländern unserer Erde als strategischer Rohstoff deklariert. Wir finden das Gestein als Trinkwasserfilter ebenso wie als Düngemittel oder bei der Geruchsneutralisierung im Kühlschrank. Es konserviert Bier und strafft in der Kosmetik die Haut. In der Baubranche wird es eingesetzt, um Beton hitze- und kältebeständig zu machen.

Erfahrungsberichte

Mehr Energie

Seit ich Zeolith einnehme, fühle ich mich weniger müde und empfinde mehr Lebensfreude. Es ist für mich der absolute Energiespender.

Melanie P.

Weniger empfindliche Zähne

Vor einigen Wochen verspürte ich Schmerzen an zwei Zähnen, hauptsächlich, wenn ich warme oder kalte Speisen zu mir nahm. Ich putzte meine Zähne mit Zeolithpulver und nach einigen Tagen waren die Schmerzen verschwunden.

Elli W.

Keine Regelschmerzen mehr

Ich hatte schon in der Jugend sehr starke Regelschmerzen, die dann mit der Einnahme der Antibabypille vermindert auftraten. Aus persönlichen Gründen setzte ich die Pille vor zwei Jahren ab. Leider traten dann die starken Regelschmerzen wieder auf. Als ich begann Zeolith einzunehmen, wurden die Regelschmerzen schwächer und mittlerweile habe ich überhabt keine Beschwerden mehr.

Vera K.

Besserer Schlaf

Früher habe ich sehr schlecht geschlafen, ich fühlte mich am Morgen antriebslos und müde. Ich hatte oft die Ausrede für mich wie „ich bin wohl mit dem falschen Fuß aufgestanden". Diese Müdigkeit zog sich meist über den ganzen Tag hinweg und belastete mich sehr. Seit der Einnahme von Zeolith schlafe ich wie ein Engel, fühle mich am Morgen ausgeruht und nutze die gewonnenen Energien für Aktivitäten, die mir Spaß machen.

Waltraud M.

Entsäuerung des Körpers

Ich hatte schon seit der Pubertät immer große Probleme mit Magen und Darm bzw. zu entgiften. Dies bemerkte ich anhand von Muskelkatern, die ich regelmäßig bekam, ohne dass ich Sport getrieben hatte. Sogar nach Saunagängen fühlte ich mich, als ob ich gerade zehn Stunden gewandert wäre. Mein Körper was total übersäuert, ich konnte einfach nicht entgiften. Für Vitamine und Arzneimittel gab ich viel Geld aus, geholfen haben diese aber leider nicht.

Durch die Einnahme von Zeolith verbesserte sich offensichtlich rasch mein Zelle-Milieu (Bindegewebsmatrix). Nach drei Monaten hatte ich keinen Muskelkater mehr. Was noch dazu kam, mein Heuschnupfen war weg und im Magen-Darm-Trakt bin ich seitdem beschwerdefrei.

Jasmin B.

Keine Heißhunger-Attacken

Nach dem Essen hatte ich oft ein Völlegefühl, obwohl ich nicht übermäßig gegessen hatte. Durch die Einnahme von Zeolith lege sich dieses Völlegefühl und ich bemerkte zudem, dass ich keine Heißhungerattacken mehr verspürte.

Ralf S.

Weniger Stress

Mir fiel auf, dass ich mir durch die Einnahme von Zeolith nicht mehr alles so zu Herzen nahm, meine Stimmung verbesserte sich. Daraufhin überzeugte ich meinen sehr gestressten Mann auch Zeolith zu nehmen. Heute kann er mit starker psychischer Belastung viel besser umgehen, was sich auch auf unsere Beziehung super auswirkt.

Sonja P.

Besseres Immunsystem bei Kindern

Mein Sohn war immer sehr viel krank, vor allem in den Wintermonaten. Nachdem ich ihm Zeolith in Form von Pulver am Morgen zu trinken gab, wurde er zusehends aktiver und motorisch geschickter. In der kalten Jahreszeit waren die Grippeerkrankungen verschwunden.

Rita G.

Verbesserung von Haaren und Fingernägeln

Seit 20 Jahren leide ich darunter, dass meine Fingernägel einreißen und meine Haare immer dünner und strohiger werden. Ärzten konnten mir bisher leider nicht helfen. Schon nach einem Monat der Einnahme von Zeolith bemerkte ich eine Verbesserung an den Fingernägeln. Ich konnte es kaum glauben. Jetzt nach fast einem halben Jahr bin ich ganz sicher, der Zeolith hat meine Haare, mein Hautbild und die Festigkeit meiner Fingernägel verbessert.

Elke G.

Keine Rückenschmerzen mehr

Ich litt seit Jahren unter starken Rückenschmerzen. Unzählige Arztbesuche, verschiedene Therapien, massenweise Medikamente machten alles nur noch schlimmer. Dann empfahl mir ein Freund das Zeolithpulver einzunehmen. Ich war skeptisch, wie sollte denn so ein Pulver meine Rückenprobleme lindern. Umso mehr war ich erstaunt, als die Schmerzen weniger wurden und nach einer dreiwöchigen Einnahme fast verschwunden waren. Später erfuhr ich, dass die Schmerzen von der starken Übersäuerung meines Körpers herrührten.

Reiner K.

Wichtige Tipps

Achten Sie darauf, genügend Wasser während der Zeolith-Kur zu sich zu nehmen. Faustregel: Tagsüber jede Stunde ein viertel Liter reines Wasser ohne Kohlensäure trinken.

✓ Nehmen Sie das Vulkanmineral regelmäßig ein und unterbrechen Sie die Therapie nicht.

✓ Halten Sie mit der Einnahme mindestens eine halbe Stunde Abstand zu den Mahlzeiten. Empfehlenswert ist, den Zeolith vor dem Essen zu nehmen, da dies seine Wirkung für die in der Nahrung befindlichen Vitalstoffe begünstigt.

✓ Verzichten Sie soweit wie möglich auf Genussmittel wie Alkohol, Zucker und Nikotin. Sie können die Wirkung des Minerals einschränken.

✓ Lassen Sie rund 30 bis 60 Minuten Abstand vor oder nach der Einnahme von Medikamenten.

✓ Bewegung Sie sich - Schwimmen, Wandern, Laufen und andere Aktivitäten vermögen die Effekte des Zeolith signifikant zu erhöhen.

✓ Nehmen Sie den Zeolith mit lauwarmen Wasser zu sich – am besten gleich morgens nach dem Aufstehen.

Ausgesuchte Literatur

Der Stein des Lebens: Wie das Vulkanmineral Zeolith-Klinoptilolith Ihre Gesundheit und Ihr Leben retten kann
von Ilse Triebnig und Ingomar W. Schwelz

Klinoptilolith-Zeolith: Siliziummineralien und Gesundheit
von Karl Hecht und Elena Hecht-Savoley

Heilen mit dem Zeolith-Mineral Klinoptilolith: Ein praktischer Ratgeber

von Werner Kühni und Walter von Holst

Die Botschaft des Wassers: Sensationelle Bilder von gefrorenen Wasserkristallen

von Masaru Emoto

Und Gott spricht: Es werde Licht

von Aranda

Wasser - die gesunde Lösung: Ein Umlernbuch

von Fereydoon Batmanghelidj

Wege der Reinigung

von Ruediger Dahlke und Doris Ehrenberger

Gesünder mit Mikronährstoffen: Zellschutz mit Anti-Oxidantien

von Dr. med. Bodo Kuklinski und Dr. med. Ina van Lunteren

Mutschler Arzneimittelwirkungen: Pharmakologie - Klinische Pharmakologie - Toxikologie

von Ernst Mutschler, Gerd Geisslinger, Heyo K. Kroemer, Sabine Menzel, Peter Ruth

Erkrankungen durch Arzneimittel

von Harry Stötzer und Hasso Stötzer

MentalFeldTechniken - ganz praktisch: 20 Methoden für Selbsthilfe und Heilung

Dietrich Klinghardt, Amelie Schmeer-Maurer

Über den Autor

Ingomar W. Schwelz, geboren 1953 in Graz, ist Journalist, freier Autor und Chefredakteur der Reportage- und Feature.Agentur RuF in Berlin - einer Journalistengemeinschaft für Themen aus dem Wellness-, Lifestyle- und Gesundheitsbereich. In seiner publizistischen Arbeit stehen Aspekte der Ganzheitlichkeit im Vordergrund. Er versucht dabei immer, eine Brücke zwischen der Schulmedizin und komplementären Heilmethoden zu bauen.

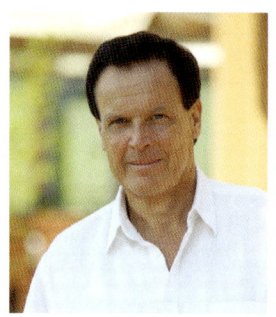

Ingomar W. Schwelz

Ob es um visionäre Therapieformen, sanfte Medizin, Ernährung oder spirituelle Entspannungstechniken geht, er bereitet die Themen journalistisch interessant und kompetent auf. Als Gesundheitsjournalist arbeitet er seit 1994 für zahlreiche deutschsprachige Printmedien sowie TV-Sender.

Er ist seit über 30 Jahren journalistisch tätig, davon war er über zwei Jahrzehnte Redakteur bei Tages- und Sonntagszeitungen sowie leitender Korrespondent der weltgrößten Nachrichtenagentur associated press [AP] in Berlin.

Den Autor erreichen Sie unter:

office@gesundheitsagentur-ruf.com
www.gesundheitsagentur-ruf.com